▶医療従事者のための 【改訂版】

災害対応
アプローチガイド
Basic Medical Guide for Disaster Response

著:佐々木 勝
東京都立広尾病院 院長

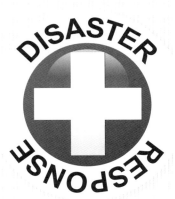

0
Ⅰ
Ⅱ
Ⅲ

株式会社 新興医学出版社

Basic Medical Guide for Disaster Response

Masaru SASAKI

president

Tokyo Metropolitan Hiroo Hospital

© First edition, 2015 published by

SHINKOH IGAKU SHUPPAN CO., LTD TOKYO.

Printed & bound in Japan

改訂の序

　初版本を出版した翌年の2011年3月11日に東日本大震災を経験した．この震災は，従来の直下型地震想定の他にプレート境界型を加えた想定，直接被害と連鎖的被害，対応の複線化・多重化など新たな課題を提示したと考えられる．

　大震災後に専門家は口を揃えて，「想定外の出来事」と決まり言葉を述べるが，一回想定してしまえば想定内であろうし，想定が誤っていたという議論にはなりにくい．予防の限界を示しているとも言えるが，「想定内」という言葉の本質が問われる時代でもある．たとえ，「想定外」と言えども，震災で被害を受ける住民がいる限り，その住民をいかに守るかは平常時から考慮すべきである．すなわち，広義のリスク分析には，ハザード分析と狭義のリスク分析が含まれ，前者は従来の「安全」意識に基づく「防災意識」，後者は「安心」意識に基づく「減災意識」である．この両者に対応してこそ，災害対応が円滑に行われる．

　災害対応全体の中で占める医療の割合は少ないが，大事な使命を担っており，被災者に安心感を与える象徴的存在とも言える．その視点から，確かに災害をめぐる環境は関係者の努力により漸次改善されてきた．特に，医療的な側面では，2004年8月から活動を開始した東京DMATをかわきりに，その後の日本DMATの活動展開へ繋がる一連の災害医療対応特別チームの編成は災害医療対応活動の大きな前進であり，今回の震災では実践活動の大きな役割を担ったと考えられる．

　災害活動は点，面，層の対応が必要とされる．主に災害現場に出場するDMATによる点の活動，医療救護所で救護班が展開する面の活動，医療職の活動を下支えするボランティアの層の活動の3者が協力し合ってこそ，最大限の災害対応能力を持つ．戦場において精鋭部隊だけでは戦いに勝てず，一般部隊，市民部隊があってこそ，戦いに勝てる状況と全く同じである．

　「一人でも多くの命を救う」という言葉が災害時の医療において掲げられる機会が多い．この言葉の意味が救急医療と災害医療では異なっていることを認識することが重要である．救急医療では，「救えるはずの命を救う，すなわち，防ぎ得た死亡（preventable death）を減らす」を示唆することは周知である．一方，災害医療では，究極には「救える命を救う，すなわち，救える命しか救えない」を念頭において活動せざるを得ない．傷病者数と医療資源の均衡関係が刻々と変化していく災害時には，この「一人でも多くの命を救う」という概念を救急医療から災害医療に転じて行くことが，医療職，特に，医療職幹部には求められる．

　災害時には，「命の選択」をせざるを得ない場面に遭遇することがあり，その際には当然のことながら，生命倫理が問題になる．生命倫理の，善行(beneficence)，非悪行(non-maleficence)，自主性尊重(respect for autonomy)，正当性（justice）の4原則に照らし合わせた場合に，「医療資源に軸足をおいた命の選択」は生命倫理に反する行為とも考えられる．外科医がよかれと思って手術をしても，短期的な不快感や合併症で患者を害することがあるように，生命倫理は必ずしも絶対的なものではなく，状況により採用性や優先性が変わるし，時に互いが衝突することも少なくない．医療需要に従って治療を受けている災害時の犠牲者では，治療行為は平等（equally）よりも公正（または公平，equitably）に分配されていることが必要で，さらに常に説明責任（accountability）は不可避である．

　2025年に向かい，医療改革が進行中であり，2014年度から病床機能報告制度が始まり，地域医療の中での各病院の機能が絞られて行く．大病院には，より一層医療資源必要度が高い患者が集中し，その結果surge capacityの低下は回避困難である．多くの災害拠点病院は，その地域の大病院であることを考えると，有事の際のsurge capacityを憂慮することは至極当然のことである．さらに，阪神・淡路大震災以降，自助・互助が謳われてきたが，東京でさえ，いや，東京だから，65歳以上の高齢者同士世帯が半数を超え，

2025年には3人もしくは4人に1人が65歳以上となる時代に，本当に自助・互助が成り立つのであろうか．傷病者予測数は予測できても，傷病者来院予測数は老齢化による自助・互助救出や自力搬送などの能力低下から予測値よりも少ない可能性が示唆される．そのような時代にこそ，大病院集中型ではなく，地域医療の中心として普段から活躍している開業医の先生方を診療施設周辺の住民のために健康管理を行う最小単位として，災害時の活用が強調されなければならない．

初版同様，専門家のための書ではないため，読みやすく，かつ，わかりやすくするため，可能な限り図表化し，文章は簡略化している．本書は絶対的なものではなく，一つの災害対応の羅針盤と考えており，必要に応じて項目読みするような，簡便な座右の書として活用していただければ幸いである．

2014年12月

東京都立広尾病院　院長
佐々木　勝

目次

第1章 災害用語

1 災害用語の定義　10

①ハザード（hazard）とは……………………10
②危機（risk）とは……………………………10
③脆弱性（vulnerability）とは………………11
④災害（disaster）とは………………………11
⑤安全（safe）とは……………………………12
⑥人道主義的危機（humanitarian crisis）とは……12
⑦難民（refugee）とは…………………………13
⑧「災害対応と危機管理」とは………………13
⑨災難（calamity）とは………………………13
⑩災害医学とは…………………………………13
⑪災害文化（disaster culture）とは…………14
⑫多数傷病者発生事故（MCI）とは…………14
⑬トリアージ（triage）とは…………………15
⑭ロジスティックス（logistics）とは………15
⑮マスギャザリング（mass gathering）とは……15

2 災害医療用語　16

第2章 災害対応のパラダイム

1 災害医療とは　24

①救急医療と災害医療の基本概念の違い……24
②災害対応のパラダイム………………………24
③時系列的災害対応の流れ……………………27
④病院前ケアのパラダイム……………………28
⑤初療に関するパラダイム……………………28
⑥限られた環境下で許容される最低限の治療……28
⑦病院前および病院内の連携…………………28
⑧災害拠点病院の役割…………………………28
⑨行政機関の点・面・層の災害対応…………28
⑩ボランティアへの対応………………………30

2 準備　31

①災害サイクルの4相…………………………31
②災害対応の目標………………………………31
③災害に対する予防と準備……………………32
④災害医療の予防と準備………………………32
⑤災害時の医療資源……………………………33
⑥PICEシステム………………………………33

3 指揮命令系統　36

①指揮命令系統とは……………………………36
②指揮命令系統の限定合理性…………………36
③指揮命令系統における5C…………………37
④指揮命令系統の5つの問題点………………37
⑤指揮と統制……………………………………37

4 評価　40

①評価……………………………………………40

5　情報伝達　41

①情報の語源と情報伝達方法 …………… 41
②情報収集 …………………………………… 41
③情報伝達と共有 …………………………… 42
④警報情報に対する信頼 …………………… 43
⑤情報に対する人間の処理 ………………… 43

6-1　トリアージ ―概念と種類―　44

①トリアージとは …………………………… 44
②救急医療と災害医療におけるトリアージの理念の違い …………………………… 44
③事故種別にみるトリアージの目的と特徴 …… 45
④トリアージ区分 …………………………… 45
⑤トリアージの種類 ………………………… 46
⑥一次トリアージ法 ………………………… 46
⑦二次トリアージ法 ………………………… 52
⑧小児のトリアージ ………………………… 54

6-2　トリアージ ―使用の実際と課題―　58

①トリアージの実際 ………………………… 58
②トリアージ・タグの使用法 ……………… 60
③トリアージの信頼性・有効性 …………… 64
④トリアージに使用される観察所見項目の課題 …… 66
⑤トリアージをめぐる法的な課題 ………… 67

7　救出　69

①救出 ………………………………………… 69
②建物の崩壊によって生じるコンファインド・スペースのタイプ ………………… 69
③救出される傷病者の状況 ………………… 70
④救出者の生存曲線 ………………………… 70
⑤瓦礫の下の傷病者の生存率に影響を与える2大要因 …… 71
⑥救出現場の安全確認 ……………………… 71
⑦救出救助部隊 ……………………………… 71
⑧救出救助の5つの段階 …………………… 71
⑨瓦礫の下の医療（Confined Space Medicine：CSM）…… 72
⑩救出救助の優先順位の判断 ……………… 73
⑪救出時の傷病者への対処 ………………… 74
⑫救出現場での四肢切断について ………… 75
⑬救出後の治療 ……………………………… 76

8-1　治療 ―災害時の医療活動―　78

①災害現場において必要とされる医療活動 …… 78
②時系列的災害医療対応 …………………… 78
③災害医療チームの種類と機能 …………… 80
④災害時の医学的な関連事項 ……………… 80
⑤疾病内訳と外傷機転 ……………………… 81
⑥損傷タイプと来院数の予測 ……………… 81

8-2　治療 ―現場のPS―　84

①災害時におけるPSの理念 ……………… 84
②災害医療におけるPSと蘇生 …………… 85
③PSで念頭に置くべき損傷、病態 ……… 86
④災害現場でのABCDEアプローチ（災害医療のPS）…… 86
⑤Improvisation：即興で作る代用品 …… 89

8-3 治療 ―各種損傷・疾患への対応― 93

①災害時にみられやすい病態と特異な疾患 ………93
②創処置 ………93
③破傷風の治療 ………94
④四肢切断 ………94
⑤クラッシュ症候群 ………95
⑥外傷性窒息 ………97
⑦爆風損傷（BI） ………98

8-4 治療 ―マスギャザリング医療― 105

①マスギャザリングの定義 ………105
②疾病発生の側面 ………105
③集団災害発生の側面 ………107

9 搬送 116

①搬送の目的 ………116
②災害医療における搬送の特徴 ………116
③搬送の優先順位の決定とトリアージ ………117
④戦略的搬送体制 ………117
⑤各搬送路の利点・欠点 ………117
⑥搬送に際してのメディカルコントロール ………118
⑦搬送における医学的配慮や必需品 ………123
⑧航空搬送の適応装備と人員の要件 ………123
⑨航空搬送機の種類と陸路搬送との比較 ………124
⑩生物的動力学 ………126

10 撤収 129

①撤収とは ………129
②患者のステージング ………129

11 回復 ―災害時の精神的ケア― 132

①災害の「こころ」への影響 ………132
②安心が失われた時 ………134
③災害のフラッシュバルブメモリー ………134
④災害時の心理的反応の経時的変化 ………134
⑤被災者のこころのケア ………135
⑥救援者のこころのケア ………137
⑦支援者にできるこころのケア ………137
⑧こころのトリアージ ………139

第3章 災害対応チームの体制と役割

1 災害時のロジスティックスの役割 142

①災害時のロジスティックスとは ………142
②災害時のロジスティックスの役割 ………142
③後方支援体制 ………143
④情報収集と伝達 ………145
⑤個人のロジスティックス ………146

2 災害時のDMATの役割 ―東京DMATを中心に― 148

①DMATとは ………148
②局地型と広域型 ………149

③東京 DMAT の役割……………………151　④DMAT の課題と MDR（medical disaster response）企画……………………154

3　災害時の看護師の役割　155
①災害看護とは……………………155
②救急看護と災害看護の違い……………………155
③救護所における看護師の具体的活動……………………157
④災害看護における日常からの対応……………………158
⑤個々の看護師に求められるもの……………………158

4　災害時の救急隊・救急救命士の役割　160
①災害現場での活動体制……………………160
②災害時の救急隊員の役割……………………160
③災害時の救急救命士の役割……………………160

5　災害時の薬剤師の役割　162
①災害時に薬剤師は必要か……………………162
②災害時の薬剤師の役割……………………162

付録

災害関連法規……………………166
参考文献……………………168
索引……………………175

Column

災害時の必要人材に関する計算例……………………35
特殊な状況のトリアージ……………………68
災害時の死傷の要因を知る……………………83
Surge capacity から Medical surge へ……………………140
災害情報の要件……………………159

執筆協力者
山口　芳裕（杏林大学医学部救急医学　教授）
玉井　文洋（大分三愛メディカルセンター救急診療科　科長）
米川　博之（陸上自衛隊第 31 普通科連隊）
山口　　勉（ミドリの薬局）

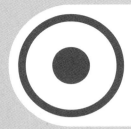 第1章　災害用語

1　　　災害用語の定義
2　　　災害医療用語

第1章　災害用語

1 災害用語の定義

目標
災害に関連した言葉の定義を知る

① ハザード（hazard）とは

フランス語で「サイコロゲーム」を意味する"hasard"、アラビア語で「死」を意味する"al-zahr"に語源がある。「運／好ましい偶然（chance）」に根源を持っている（好ましくない偶然は accident）。現代では、生命・財産、ライフライン、農作物、環境、職業などに影響を及ぼす可能性のある出来事や自然の状態を指す。「ハザード（hazard）」が「災害（disaster）」になるかは、「危機（risk）」と「脆弱性（vulnerability）」による。例えばタバコは、健康被害（hazard to public health）を起こすが、国際的な災害対応は不要である。

「自然のハザード」、「産業技術的なハザード」、「意図的なハザード」の3型の分類がある。

② 危機（risk）とは

アラビア語では"risk"は、神や人間が得た利益によって与えられたものすべてを意味し、「富（fortune）」「好機（opportunity）」の意味もある。"risk"の概念は、背景・状況に応じて変化し、「冒険（venture）」や「好機（opportunity）」の意味で、肯定的に使用されることも珍しくない。ラテン語の"risicum"は、堡礁の危険を回避しながら航海する船乗りの状況を指し、言外の意味では常にネガティブな、災害対応に使用される。

"risk"は起こった出来事の結果によって増大される出来事の可能性であり、[Risk＝起こり得る可能性（Likelihood）×生じた結果の大きさ（Consequence）]の式で表現される。

「Likelihood」は何％の可能性で起こるのか？　あるいは何回起こるのか？　を意味し、可能性・確立性と訳される。

「Consequence」は結果としての被害や損失を意味する。

●危機の認識の4パターン

人間の判断系の特質として、リスク認知の心理的基盤に以下の4パターンがある。

①反応モードによる非一貫性

同じ概念を持っていても反応モードが異なれば結果が一致しない。環境汚染などの複数の対策を評価して社会的意思決定をくだす時に、対策自体の良し悪しを評価して選択させる場合と税金の投入額で評価させる場合では決定が異なる。

②フレミング効果による非一貫性

同じ事象を指していても言語表現を変えるだけで、その評価や意思決定が変化してしまう。言語表現の違いだけではなく、視点によっても生じる。

③焦点化仮説と判断の非一貫性

人間は注意の向いた属性に焦点を当てて、判断や意思決定をする傾向がある。原子力について、欠点に焦点を当てるか、利点に焦点を当てるかで判断が異なる。

④焦点化と信頼の形成

限られた情報処理能力で、判断や意思決定をしなければならないが、その際に近隣の人間関係に頼った判断と意思決定をすることが多い。社会心理学では「同調現象」として知られており、信頼に基づく判断と意思決定は、リスク事象に関わる

判断においてよくみられる.

●危機下の意思決定

現代社会におけるリスクを技術的な観点から検討するリスク分析（risk analysis）の立場がある．人間の健康，生命への危害とその確率を明らかにするため，リスクアセスメントを確率論や期待効用理論をみたす確率の概念でとらえ，確率論から意思決定を以下の3パターンに分ける．

①確実性下の意思決定

選択肢を選んだことで生じる結果が確実に決まっている状況での意思決定を指す．交通安全対策を決める際に，5,000万の費用と800万の費用の対策案を比較して決める場合などが例として考えられる．

②狭義のリスク下の意思決定

採択した選択肢による結果が既知の確率で生じる状況を指し，ある地域の地震の発生確率からマグニチュードの相違による死亡率を予想する場合などである．病院のビジネスインパクト分析（Business Impact Analysis：BIA）からリスク回避手段を講じる場合に，期待効用論として使用される．

③不確実性下の意思決定

選択肢を採択したことによる結果の確率が既知でない場合の意思決定を意味し，3パターンがある．突然の大災害時にみられる（表1）．

表1 不確実性下の意志決定の3パターン

- あいまいな場合
  どのような状態や結果が出現するかわかっているが，出現確率がわからない場合．
- 状態の集合の要素や結果の集合の要素が既知でない場合
  ある政策を採用することによって，どのような状態が生じ，どのような結果が出現するか，その可能性もわからない状況．「標本空間の無知」と呼ばれることもある．
- どんな選択肢が存在するのか，どんな状態が可能性としてあり得るのか，どんな結果の範囲があるのか，よくわからない場合

③ 脆弱性（vulnerability）とは

ラテン語の"vulnerabilis"は「傷つける（to wound）」の意味であり，対象，地域，個人，グループ，コミュニティ，国など"hazard"を受ける側の被害の大小で測る．

被害を少なくしようとする行動で減少し，何もしなければ被害が増大する．回復力が大事であり，例えば地震の際の建物の揺れ対策を講じることにより，危険が減る．

④ 災害（disaster）とは

ラテン語の"dis and astro"は「away from the star」を意味し，不幸な星座と非難されるような出来事を指す．

"hazard risk"が現実のものとなって，地域コミュニティの対応能力を超えると"disaster"が起こる．

「災害」という言葉には，種々の定義があり，また，種々の人々に各々災害に対する違う認識があり，さらに，災害対策者と研究者でも災害についての意見が違うという特徴がある．そのため，災害という言葉だけでは，お互いに，同じ土俵で話が通じない局面も存在する．

●国際的な災害の定義

米国災害対応訓練プログラム（UNDMTP）によれば，災害とは，「影響を受けた地域において，地域自身の持つ医療資源のみでは対応しきれないような，広範囲の人的，物的，環境的損失を引き起こす社会的機能の深刻な混乱」である．世界保健機関（WHO）も同様の定義を提唱しており，"事件（event）"と"災害（disaster）"では，地域の対応能力を超えているか？　被害が増大していくか？　の点で大きな違いがある．資源の有効活用のためには"振り分け・段階分け，優先性の決定"，すなわち，トリアージが必要になる．また，"急に起こる（sudden onset）""だんだん起こる（creeping）"という過程も重要であり，"sudden onset"の例として地震，"creeping"の例として日照り，飢饉，

表2 災害の分類

①自然災害
地震，地滑り，なだれ，雪嵐，噴火，竜巻，洪水，台風，渦巻き，山火事，小惑星衝突など

②人為的災害（偶発的事故／意図的事件）
火事，爆発物，小火器による殺傷，サイバー通信妨害，マスギャザリング，電力供給停止，建築物（ビル，歩道，橋）崩壊，輸送手段（飛行機，鉄道，水上）妨害，工場（HAZMAT）事故，大量破壊兵器（WMD）など

AIDS などが挙げられる．

国際連合（UN）の定義でも"自然災害（internal disaster）"とは，「その地域自身の資源では対応しきれない人，物，環境に広がる社会の機能不全である」と表現されている．

●複合災害（compound disaster）

時に2個以上，あるいは1個の独立した"disaster"が同時に来ることがある．通常は1個目の"disaster"が"2つ目の災害（secondary hazard）"の引き金を引く．

●災害の分類

種々の分類法があるが，自然災害と人為的災害の2つに分けるのが一般的である（表2）．

---

⑤ 安全（safe）とは

"safe"は，すべての"risk"が取り除かれたことを意味する．現実社会では"絶対的な安全"は得られない．一般的には"hazard"の発生の心配がいらない閾値以下の頻度のことを"安全"と評価している．

ある"risk"を"安全"と評価することは，2者の比較において"安全"もしくは認容可能と判断したことを意味し，絶対的な安全を保障しているわけではない．"安全"とは外的な物理的条件であり，人にとっては現実的に物理的な危険が少ないことを意味し，あくまでも，仮定上の概念である．

●安全と安心の違い

"安心"は心理的な反応であり，人の内部の安寧感を指す．単に安全の確保によって達成される「恐怖や不安がないこと」ではなく，安全を提供する側への『信頼感』に裏打ちされている．スティーブンスの法則によれば，物質的な『重量』と人間の感じる『重さ』の関係は『重量』の1.45乗に比例して増加する関係がある．すなわち，『重量』が2倍になったら『重さ』は2.73倍に感じるように，"安全"が倍になったら"安心"も倍になるものではない．

●"楽観バイアス"に留意

"非現実的な楽観主義"，"相対的な不被災観"が意味する「自分だけは大丈夫」という非現実的な安心感は，平常時においては人間の精神的健康を保つにはプラスかもしれないが，防災においてはマイナスになるといわれている．

---

⑥ 人道主義的危機（humanitarian crisis）とは

"hazard"の結果と影響を受けた人たちの処理能力の低下が相まって起こり，多くの人の生命・財産が脅かされることである．

①飢餓・低栄養，②疾病，③不安定（危険），④避難所の不足，⑤犠牲者の確実な増加が含まれ，一般的に外部からの救援がないと増悪する．

●複合した人道主義的危機（complex humanitarian emergency）

"戦争（war）"や"政情不安（insecurity）"に直接関連した要因の重複で起こり，程度の差はあっても5つの特徴がみられる．

①市民の衝突：慣習，人種，部族，敵意
②国家的な権威の低下：行政サービスや政府の管理不足・消失
③多数の人口移動：衝突回避や食糧を求めての移動
④経済機能の混乱：インフレ，GNPの低下，物価急上昇，失業，市場混乱
⑤食料の安全性の低下：低栄養，飢餓

⑦ 難民 (refugee) とは

戦争や内紛に関連して，人々がすべての財産を放置して，予期されるあるいは現実の暴力から逃れざるを得ないと "切迫した移民（forced migrant）" となる．

"forced migrant" が避難所を求めて国境を越えると "難民 (refugee)" と呼ばれ，ホスト国から生活必需品が提供される．

"forced migrant" が国境を越えられない，あるいは越える気がないものは "内在する流民 (Internally Displaced Persons: IDP)" と呼ばれ，保護はほとんどなく，食料，水，その他の必需品は欠乏する．

⑧ 「災害対応と危機管理」とは

災害対応は，生命・財産を守るという目的と脆弱性への対応で被害を減らすことができる点で危機管理と共通している（図1）．危機管理の手法である事業継続計画（BCP）は，災害対応にも適応されるため，病院の BCP 策定が必要とされている．

⑨ 災難 (calamity) とは（図2）

事件あるいは事故が発生したとする（発災）．傷病者がいない，つまり，全員が死亡した場合は，救急事案でも災害事案でもなく，災難（calamity）と呼ぶ．事故あるいは災害であれば傷病者が存在し，傷病者数がその地域の医療資源で賄うことが可能であれば事故，賄うことが不可能であれば災害と呼ぶ．

⑩ 災害医学とは

米国の緊急事態運営指針（Emergency Management Contingencies）によれば，災害医学の目的は，以下の2点に集約される．

①被災者の健康に対する災害の影響を予防し，軽減し，緩和すること

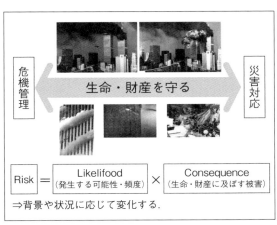

図1 災害対応と危機管理

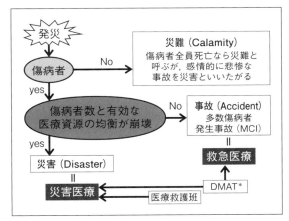

図2 災難とは？

* DMAT：災害派遣医療チーム
(Boer JD : Definition, classification and scoring of disasters. Handbook of Disaster Medicine. Van Der Wees, pp227-252, 2000 より引用して改変)

②可及的に災害前の健康サービス，機能，施設などを復帰させること

また，災害医学の特徴は，以下の3点であり，教育・研修が本質的である．

①現場における救急医療
②多数傷病者発生事故医療
③政策・行政医療

災害対応における医療対応は③に示すように，行政医療であり，それゆえ，あくまでも医療職は災害対応における医療の一面に対する良きアドバ

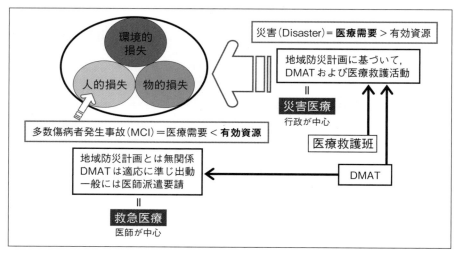

図3 災害とMCIの相違点

イザーに徹することが原則である．

⑪ 災害文化（disaster culture）とは

災害文化とは，被災地のコミュニティに見出される文化的防衛策であり，価値，規範，信念，技術や工夫，伝承などの要素から構成され，機能的には災害への住民の対応行動・計画として現れるといわれている．

しかし，戦後日本ではこうしたコミュニティの災害文化は「消滅」したといわれており，消失した背景の1つに，戦後のイデオロギーの変化によって，戦前までに培われた地政学的・外交的教訓が否定され，災害に対する歴史的経験が継承されなくなったことが挙げられる．

⑫ 多数傷病者発生事故（MCI）とは

多数傷病者発生事故（Mass Casualty Incident：MCI）は時に Multiple Casualty Incident とも呼ばれるが，一般的には地域あるいは管轄の救急対応機構の能力を超えた人為的あるいは自然的な出来事を指す．

Mass Casualty Incident とは他の救急対応あるいは組織・機構の支援を必要とする出来事であり，Multiple Casualty Incident はより高度な対応あるいは組織・機構を必要とする出来事であるとして，Mass と Multiple を区別する文献もある．災害時には傷病者が発生するが，何人以上傷病者がいたら MCI と呼ぶのかに関しては統一見解がない．また，傷病者の定義に関しても，負傷者，死傷者，疾病者（例：急性心筋梗塞），入院者のいずれを指すのか明らかな定義はない．全員負傷者なし，あるいは，全員死亡の場合は MCI と呼ぶのか？ という疑問も残る．

「多数」という傷病者数に関する数字もいくつか報告されているが，統一見解ではない．米国疾病予防管理センター（CDC）では6人以上，フェニックス消防署では，25人未満を MPI（Multiple-Patients Incident）とし，25人以上100人以下を MCI と定義している．

●災害と MCI の相違点（図3）

災害は，地域の人的・物質的・環境的事象のすべてに対して影響を及ぼすが，MCI は人的損失や健康管理システムのみに影響を与える．また，災害は政策医療であるため，地域防災計画に則った行動・活動が遂行される．

⑬ トリアージ（triage）とは

　トリアージという言葉は，フランス語の「trier」＝英語の「sort（えり分ける）」という意味であり，「綿」の良し悪しを選り分ける時などに使用されていた．このトリアージを初めて医療へ応用したのが，フランスの外科医ドミニク＝ジャン・ラレー男爵である．ナポレオン遠征の際に，軍隊の「戦争を継続すること」という目的のために，戦場で傷ついた兵士の重傷度を迅速に評価・分類し，より軽症で戦闘を継続できる兵士を治療後速やかに戦地に復帰させ，それ以外は必要な医療を提供するため後方搬送した．これが今の「triage」の原点になっている．その後の大戦などを経て，今現在では，当時の軍隊の理念とは異なり，トリアージは，最重症を選び，優先的に治療や搬送を行うことを意味するようになった．かつての軍隊の理念，すなわち，戦闘要員としての軽症者を選別することは，現在「military triage（軍隊のトリアージ）」と称されている（図4）．

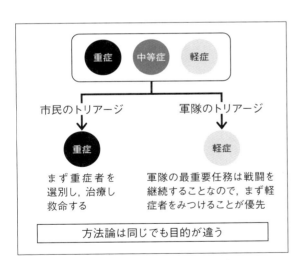

図4　市民／軍隊のトリアージ

⑭ ロジスティックス（logistics）とは

　ロジスティックスは，軍隊用語で兵站術（学）と訳される．兵站とは，後方補給とも呼ばれ，戦闘部隊の後方にあって，部隊の戦闘力を維持・増進し，作戦を支援する機能・活動をいう．人員，弾薬・食料・燃料などの補給，武器，装備の性能維持のための整備，衛生（医療），物資や装備の輸送などの活動機能を包括的に指す言葉が災害対応にも適用されている．

⑮ マスギャザリング（mass gathering）とは

　1895年フランスのル・ボンが彼の著書『群衆心理』の中で，初めて群集の特性について分析し，その強大なエネルギー，衝動性，無批判性，道徳性の低下，知性の低下などを初めて指摘した．この翻訳では，「群衆」が使用されているが，「群衆」と「群集」は違う．「群衆」とは会話でも文章でも使われる漢語であり，集まった人間の群れを指し，「群集」と違って人間のみに使われる．一方，「群集」とは人間や動物が群がり集まる意味，または，そのものを指し，主として文章に用いられる専門的な漢語である．マスギャザリングの邦訳は定まっていないが，語源からすると「群衆」を扱う学問であろうが，本書では，なじみのある「群集」を用いている．いずれにしても，共通の関心や注意を引く対象に向かって特定の場所に集まった諸個人の一時的，偶発的な集合状態を「群集」と呼ぶ，つまり，単なる人の集まりではなく，そこに共通の動因が発生した時に「群集」になる．

> **まとめ**
>
> 『災害』に関連した『言葉』の定義を共有し，全体としての共通理解を得ることで，初めて災害対応が可能になる．

第1章　災害用語

災害医療用語

あ

●圧迫窒息（compressive asphyxia）
　胸郭の物理的圧迫により呼吸運動の抑制をきたし窒息することである．呼吸運動の制限は，胸または腹部または両方により生じ，ゆっくりした圧迫では低酸素血症が進行していくが，胸と腹部の同時圧縮では比較的早期に死亡に至る．

●医療救護班（medical relief）
　災害などにより既存の健康管理システムが被害を受け医療環境が低下した地域において，そのシステムが回復するまでの間，一時的に支援するためにその地域に派遣される医療班を指す．

か

●外傷性窒息（traumatic asphyxia）
　外傷性窒息は，建物内で設置物などにより胸部を圧迫されて起こる．声門が閉じた状態に胸郭への強い圧迫により，気道内圧や血管内圧が上昇し，小静脈・毛細血管の破綻，頭蓋内圧の上昇により，眼球結膜や顔面に点状出血や意識障害など，重篤では心肺停止を引き起す．

●クラッシュ症候群（crush syndrome）
　第2次大戦中のロンドン空爆後，1941年にBywatersによってBritish Medical Journalに発表された症候群である．原則的には，骨格筋が，挫滅や長時間の圧迫による虚血によって血管透過性が亢進し，挫滅組織からカリウム，酵素，ミオグロビンが血中に放出され，急性尿細管壊死や尿毒症，致死的不整脈を引き起こす．

●群集雪崩（human stampede）
　超過密状態で発生する最悪の状態であり，高い圧力状態の時にどこかたまたま低い圧力部分が生まれると，そこに周囲の圧力で人がどっと流れ込むことで起きる．ボトルネックな出入口に避難者が殺到し，$1m^2$中に10人以上の人口密度になると，その結果，外傷性窒息などが発生する．
　一方，将棋倒しとは，ある一方向から力がかかることで，ただその方向に倒れるものであり，人工密度が3から5人/m^2でも起こる．

●限定合理性（bounded rationality）
　Herbert Alexander Simonが提唱した人間の認知能力についての概念であり，合理的であろうとするが，認識能力の限界のため限られた合理性しか得られないことである．

●コンファインド・スペース（confined space）
　限られた空間もしくはアクセス性が制限された区域を意味する言葉である．コンファインド・スペースにおける事故では，粉じんによる窒息，外傷性窒息，クラッシュ症候群などが発生し，救出救助・医療提供に特段の技術能力が必要とされる．

さ

●災害拠点病院（disaster medical center）
　災害発生時に医療を提供する医療施設を支援する機能を有する医療施設のことで，重症・重篤な傷病者を受け入れるなど災害時には中心的な医療救護活動を行う施設として位置づけられている．厚生労働省の基準では，原則として二次保健医療

圏ごとに1ヵ所となっている．主な機能として，高度診療機能，被災地内からの重症傷病者受入，後方搬送，医療救護班派遣などが挙げられる．

●災害サイクル（disaster cycles）

災害が発生してからの時間的経過を災害サイクルと呼び，準備（preparedness），対応（response），回復（recovery），予防（prevention）の4相からなる．

●災害派遣（disaster dispatch）

大規模な災害や多数傷病者発生事故の際に，救出救助，医療救護活動，公衆衛生活動などの支援のために，自衛隊や救護班などを被災地に派遣することを指す．

●惨事ストレス（critical incident stress）

トラウマ（事件や事故を体験した後，数ヵ月経過してもその記憶がよみがえり，苦しんでいる状態）を引き起こすような出来事の体験や被災者に接することで生じるストレスの一種を惨事ストレスと呼んでいる．

●資源が乏しい環境下での医療（austere medical care）

発展途上国や災害時などに見られるような，資源が制限されている環境下の医療を指す．

●自然災害（natural disaster）

地震，地滑り，雪崩，噴火，竜巻，洪水，台風，などの自然現象によって起こる災害のことである．

●人為的災害（man-made disaster）

火事，爆発，殺傷事件，サイバー通信妨害，群集暴徒などの人為的な要因による災害を指す．

●ステージング（staging）

ステージングとは，軍の一般的用語で，活動前の念入りな準備と人員・資器材を組織化していくことである．航空機搬送においては，搬送前の患者のステージングとは，飛行中の搬送が安全安心であるよう，人員・資器材を準備することである．

●ステージングケアユニット（staging care unit）

ステージングを行う施設・部隊のことであり，傷病者の病態を把握し，航空搬送中の安定化を目的とする．

●生物的動力学（biodynamics）

航空機搬送自体による生物的な問題を指し，加速によるもの，振動によるもの，騒音，乗り物酔いがある．

●待機的救出（delayed extrication）

圧迫を解除することによる再開通・再灌流により，挫滅組織からカリウムや乳酸が上昇し心停止や致死的不整脈を発症するため，資器材が乏しい際に構造物の崩落が止まり安定しているなら，救出を資器材が揃うまで意図的に圧迫介助を遅らせる救出法である．

●即興医学（improvised medicine）

専門家としての能力を持っている医療職のために，その場限りの装備や特殊な方法や知識を教えることである．医薬品や資器材やなじんできた環境のない状況の下で，知恵や工夫により，可能な限り通常の医療レベルのことを行おうとする医学である．

・・・・・・・・・・・・・・・・・・・・・・

た

●多数傷病者発生事故
(mass casualty incident / major incident injury)

災害は，環境的損失，物的損失，人的損失のすべてに影響を及ぼすが，多数傷病者発生事故は人的損失のみを引き起こす．傷病者が何人以上いれば，多数傷病者と呼ぶかに関しては明かな基準はない．

●超急性期（hyperacute phase）

災害の発生により，人的・物的被害が発生し，被災地以外からの救援活動が開始されるまでの

48時間以内を指し，救出救助，トリアージ活動，DMAT派遣などが中心となる．

●撤収（evacuation）
　前もって搬送手段を準備しておいて，傷病者，非傷病者，家族，救出救助隊員が現場から引き上げることを示す．

●トリアージ（triage）
　「振り分ける」ことを指す．方法論は同じでも，救急では，まず治療対象や重症者を見つけるinclusion criteria（適応基準）を意味し，災害では，まず治療対象にならない者を選び出すexclusion criteria（除外基準）を意味する．

●トリアージポスト（triage post）
　傷病者をトリアージする場所のことである．

な

●二次災害（secondary disaster）
　事故や災害が起こった後に，それに引き続いて起こる災害のことであり，この2つの災害に関連性がある場合もない場合もある．

は

●爆風損傷（blast injury）
　爆風による損傷で，一次的（爆風自体によって生じるもの），二次的（爆発によって生じた飛翔体によるもの），三次的（爆風によって飛ばされ，壁などに当たって生じるもの），四次的（熱傷や粉じんによる慢性呼吸障害の悪化など）に分類される．

●爆風肺損傷（blast lung injury）
　一次的爆風肺損傷であり，2番目に損傷を受けやすい．生存者の中では最も致命的な損傷であり，無呼吸・徐脈・低血圧が3主徴である．肺挫傷，空気塞栓，フリーラジカル反応などが見られる．症状は通常すぐ出現するが，48時間後に明らかになる場合もある．

●ホットゾーン（hot zone）
　まさに災害現場であり，生命への危機が高く，特殊な装備と訓練を持つレスキュースタッフだけが入る区域のことである．

ま

●マスギャザリング（mass gathering）
　オリンピックやコンサートのように，特定の目的で，特定の場所に，特定の期間集合した状態をいう．元来1,000人以上であるが，通常は25,000人以上の集合体をいう．医学的に，疾病発生の増加と災害発生の可能性の両面を持っている．

や

●野外切断（field amputation）
　切断以外のいかなる手段においても傷病者を救出救助できない場合，危険な状況下で迅速に救出救助が必要な場合，傷病者の状態が急速に悪化している場合に，野外で四肢切断を行う．

ら

●ロジスティックス（logistics）
　「兵站（へいたん）」と和訳され，後方支援である．その作戦や活動を活動部隊の後方から支援する機能や活動をいう．

英数字

● Disaster relocation
　傷病者の搬送先を1ヵ所にしてしまった場合，現場の混乱は縮小するが，受入先の医療施設が医療需要に答えきれずに，災害状態に陥ってしまう．現場の災害が病院の災害を引き起こす，つまり，災害が現場から病院に引越しをした形になること．

● DMAT（disaster medical assistance team）
　災害の超急性期（概ね48時間以内）に活動できる機動性を持った災害派遣医療チームのことで

ある．現場活動，病院支援，域内搬送，広域搬送などに従事する．

● DMAT 連携隊

DMATを支援するための東京消防庁の組織．事案発生時に，DMAT指定病院の最寄りの消防所からDMAT指定病院に向かい，DMATとともに現場に行き活動する．最も重要な任務は，DMATの安全安心を守ることである．

● Enroute care

搬送前の初期治療や搬送中に傷病者の病態の安定を維持するために必要な医療をいう．

● Improvisation

即興でやること，もしくは，作ることを意味する．災害現場などで，不足した資器材を代用品で賄い治療することは，improvised medicine（即興医学）と呼ばれている．

● Medical surge

Surge capacity（著しく増加した患者に対応する能力）と surge capability（異常なあるいは特殊な医療需要に取り組む能力）を含む．

● NBC 災害

N（nuclear：核），B（bio：生物），C（chemical：化学物質）による特殊災害であり，テロから事故まで幅広い事案が含まれる．

● PICE システム/ステージ（potential injury-creating event system）

Disaster nomenclature（災害の命名法）を health care system（健康管理機構）への機能的な障害に焦点を置いたものである．二次的な災害が起こる可能性，被災地の医療資源の不足状況，被災地の地理的要因の3要素の被害や状況の程度を評価し，ステージⅠ，Ⅱ，Ⅲに分類し，被災地から外部への支援の要請の必要性や被災地外部からの被災地支援をわかりやすく，客観的に把握するための考え方である．

● Surge capacity

MI発生時に病院の傷病者受入能力は，「surge capacity」として，特定の外傷や重症者数を受け入れる能力．

● Surge capability

異常なあるいは特殊な医療需要に取り組む能力．

● 1-2-3 of safety

安全性の優位性の順番は，1番目が自分（self），2番目が現場（scene），3番目が生存者（survivors）という掛け声である．

● 4のルール（rule of four）

多数傷病者発生事故では，現場では受入施設の情報を得るのが困難なため，搬送先病院は前もっての対応計画がなくとも4人の重症患者を受け入れるようにする英国のシステムである．

第1章　災害用語

表　略語一覧

A			
ACS	acute coronary syndrome		急性冠症候群
ACLS	advanced cardiovascular life support		二次心肺蘇生法
AE	aeromedical evacuation		航空搬送
AED	automated external defibrillator		自動体外式除細動器
AIS	abbreviated injury scale		
AMLC	acceptable minimal level of care		限定的環境下の最低限の治療
ALS	advanced life support		二次救命処置
ARDS	acute respiratory distress syndrome		急性呼吸促迫症候群
ASD	acute stress disorder		急性ストレス障害
ASF	aeromedical staging facilities		航空搬送ステージング施設
ASR	acute stress reaction		急性ストレス反応
ATLS	advanced trauma life support		（米）外傷診療指針
B			
BCP	business continuity plan		事業継続計画
BI	blast injury		爆風損傷
BIA	business impact analysis		ビジネスインパクト分析
BLI	blast lung injury		爆風肺損傷
BLS	basic life support		一次救命処置
C			
CAD	coronary artery disease		冠動脈疾患
CASEVAC	casualty evacuation		傷病者撤収
CCATTs	critical care air transport teams		航空機搬送医療チーム
CCN	critical care nurse		重症対応看護師
CISM	critical incident stress management		緊急事態ストレスマネジメント
COPD	chronic obstructive pulmonary disease		慢性閉鎖性肺疾患
CPA	cardiopulmonary arrest		心肺停止
CPR	cardiopulmonary resuscitation		心肺蘇生法
CRT	capillary-refilling time		毛細血管再充満時間
CSM	confined space medicine		瓦礫の下の医療
CT	computed tomography		コンピュータ断層撮影
CV	central vein		中心静脈路
D			
DMAT	disaster medical assistance team		災害派遣医療チーム
E			
EOC	emergency operation center		緊急事態センター
EMDR	eye movement desensitization and reprocessing		眼球運動による脱感作と再処理法
EMT	emergency medical technician		救急隊
EMS	emergency medical system		救急医療体制
ER	emergency room		救急外来
F			
FAST	focused assessment with sonography in trauma		ファスト
FBM	flashbulb memory		フラッシュバルブメモリー
G			
GCS	glasgow coma scale		グラスゴーコーマスケール
H			
HAZMAT	hazardous materials		危険有害物質
HCP	health care provider		（米）医療供給者
HD	hemodialysis		血液透析
I			
ICP	intracranial pressure		頭蓋内圧

2 災害医療用語

ICS/IMS	Incident command system/incident management system	指揮命令系統
IMSURTs	international medical surgical response teams	国際医療外科対応チーム
ISS	injury severity score	
IV	intra venous line	静脈路
J		
JATEC	japan advanced trauma evaluation and care	（日）外傷初期診療ガイドライン
JCS	japan coma scale	ジャパンコーマスケール
JPTEC	japan prehospital trauma evaluation and care	（日）病院前外傷救護ガイドライン
L		
LSI	life-saving intervention	救命処置
M		
MC	medical control	メディカルコントロール
MCI	mass casualty incident	多数傷病者発生事故
MDR	medical disaster response	医学的災害対応
MDRT	medical disaster response team	医学的災害対応チーム
MEDEVAC	medical evacuation	医療の搬送（撤収）
MESS	mangled extremity severity score	切断四肢重要度スコアリングシステム
MGMC	mass gathering medical care	マスギャザリング医療
MODS	multiple organ dysfunction syndrome	多臓器障害
MOF	multiple organ failure	多臓器不全
MPI	multiple-patients incident	多数傷病者発生事故
MRSA	methicillin-resistant staphylococcus aureus	メチシリン耐性黄色ブドウ球菌
MTF	medical treatment facilities	医療提供施設
MUR	medical usage rate	要医療率
MVI	multiple victim incident	多数犠牲者発生事故
N		
NEXUS	national emergency X-ray utilization study	（加）救急時X線撮影利用研究
NISS	new injury severity score	新多発外傷重症評価スコア
O		
ONSD	optic nerve sheath diameter	視神経鞘の径
P		
PICE	potential injury-creating event	
PPE	personal protective equipment	個人装備/個人防護服
PPR	patient presentation rate	患者受診率
PPTT	patient per 10,000 people in attendance	患者数/参加者10,000人
PRA	patient reception area	傷病者受入先
PRT	patient reception teams	傷病者受入チーム
PS	primary survey	プライマリーサーベイ
PTHR	patient transport to hospital rate	患者病院搬送率
PTSD	post traumatic stress disorder	心的外傷後ストレス障害
R		
RTS	revised trauma score	生理学的重症度
S		
SCU	staging care unit	ステージングケアユニット
SS	secondary survey	セカンダリーサーベイ
STRATEVAC	strategic evacuation	戦略的医療搬送（撤収）
T		
TACEVAC	tactical evacuation	戦略的搬送
TIG	tetanus immune globulin	抗破傷風ヒト免疫グロブリン
TTHR	transport to hospital rate	病院搬送者率
U		
US & R	urban search & rescue	（米）サーチ＆レスキュー

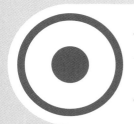

第2章
災害対応のパラダイム

- 1　災害医療とは
- 2　準備
- 3　指揮命令系統
- 4　評価
- 5　情報伝達
- 6-1　トリアージ ―概念と種類―
- 6-2　トリアージ ―使用の実際と課題―
- 7　救出
- 8-1　治療 ―災害時の医療活動―
- 8-2　治療 ―現場のPS―
- 8-3　治療 ―各種損傷・疾患への対応―
- 8-4　治療 ―マスギャザリング医療―
- 9　搬送
- 10　撤収
- 11　回復 ―災害時の精神的ケア―

1 災害医療とは

目標
災害医療の原則を知る

① 救急医療と災害医療の基本概念の違い

　救急と災害の違いを考える上で，医療需要と医療資源の均衡は最も重要な要素である．災害は医療需要が圧倒的に医療資源を上回っている状況を指す．医療資源の制約がない救急医療の理念は，「個人に最良を」であり，医療資源に制約がある災害医療の理念は，「最大多数に最良を」である．
　米国救急医学会（ACEP）の思想では『救急医療と災害医療の到達目標は最善の急性期医療であるが，アプローチ方が異なる』と指摘している．上述のように「救急医療」は最大の医療資源を少数の各個人に向け，「災害医療」では限られた資源を最大多数に向ける（図1）．わが国では，救命センターが地域の災害拠点病院に指定されているが，施設の幹部に求められるのは，「救命救急センターの理念」から「災害医療の理念」，すなわち「個人個人の利益」から「多数の利益」に変更するタイミングの判断である．

② 災害対応のパラダイム

　米国の災害医学教育プログラム BDLS（basic disaster life support）の DISASTER（表1）と英国の災害医学教育プログラム MIMMS（major incident medical management system）の CSCATTT（表2）の2つがパラダイムとして有名である．
　これらのパラダイムは，救護者の災害対応を体系化するためのものであり，優先順位を示しているものではない．当然ながら救護者の安全が最優先である．
　「DISASTER」と「CSCATTT」の両者とも災害対応の不可欠な要素を示しているが，前者のパラダイムは災害対応が実際に実施する順番に並んでおり，初心者でも対応に漏れがなくわかりやすいため，本書はこのパラダイムをベースに災害時の医療支援について述べる．

```
┌─────────────────────────────┬─────────────────────────────────────┐
│ 救急医療                      │ 災害医療                             │
│ 医療資源の制限はなく個人に最良を!! │ 医療資源の制約があり最大多数に最良を!! │
├─────────────────────────────┼─────────────────────────────────────┤
│                              │ ①資源の有効活用のために                │
│   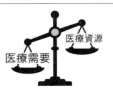       │   "振り分け・段階分け"が必要になる     │
│                              │   ⇒トリアージ                        │
│                              │ ②通常の医療水準の治療を受けれるとは限らない │
│ 災害は医療需要と医療資源の均衡が崩れた状態 │   ⇒現場では安定化治療が主体          │
│   医療需要＞＞＞医療資源       │ ③1対多数の診療体制                   │
│                              │ ④ないものねだりをやめる               │
│                              │   ⇒improvisation                     │
├─────────────────────────────┴─────────────────────────────────────┤
│ 救命救急センターの理念から災害拠点病院の理念への変化 ⇒ 個人から全体へ!!    │
└───────────────────────────────────────────────────────────────────┘
```

図1　救急医療と災害医療基本概念の相違

1 災害医療とは

表1　DISASTER

- D：Detect（認知・認識）
- I：Incident Command（指揮命令系統）
- S：Scene Security and Safety（安全と保安）
- A：Assessment（評価）
- S：Support（サポート）
- T：Triage and Treatment（トリアージと治療）
- E：Evacuation（撤退・撤収）
- R：Recovery（回復）

表2　CSCATTT

- C：Command（命令）
- S：Safety（安全）
- C：Communication（コミュニケーション）
- A：Assessment（評価）
- T：Triage（トリアージ）
- T：Treatment（治療）
- T：Transport（搬送）

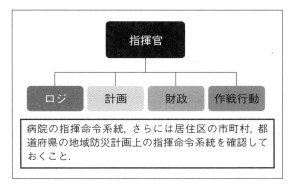

図2　指揮命令系統

管理者の決断は重要．決断しないことは「悪い決断」より悪い．全体としては不十分ではあるが，判断には十分な情報に基づいた決断が求められる

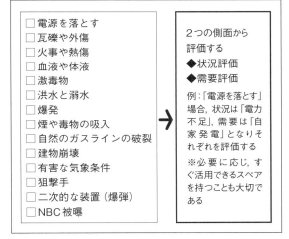

図3　評価

(American Medical Association : Chapter1 : All-Hazard Course Overview and DISASTER Paradigm. Basic Disaster Life Support provider manual ver5. AMP, USA, 2004:1-1-1-27 より引用して改変)

●認知・認識

現場において，活用できる資源を超えている被害状況かを認識する過程である．①災害か多数傷病者発生事故（MCI）か，②原因が判明しているか，③原因が同定されているか，④現場は危険か，などを具体的に認識する過程である．

現場では一部の眼前の傷病者に目を奪われすぎてしまう傾向があるため，全体を俯瞰した的確な認識が必要である．

●指揮命令系統（図2）

ロジスティックス，計画，財務，作戦行動を運用していくための指揮命令系統である．コミュニケーション（communication），命令（command），コントロール（control），調整（coordination），協働（cooperation）の5Cが指揮命令系統の必須事項として求められ，さらに知恵・知識と融通性が望まれる．

●安全と保安

安全と保安の対象は，「1-2-3 of Safety」といわれるように，自分（self），現場（scene），生存者（survivors）の順番に確保することが基本である．災害現場で救援者が自ら傷病者になってはいけない．

●評価（図3）

現場では「状況」と「医療需要」の2つの側面から評価することが基本である．両者の正しい評価で救急事象なのか災害事象なのかが判断され，正しい対応につながっていく．災害対応の重要な点は，個人個人の治療の可能性を問うことではなく，使用可能な資源を最大多数に有効に活用することであるため，評価は特に重要である．

●サポート

サポートは，物質的なものだけでなく，人・組織・機構など，表3に掲げるような需要評価から得られた情報を元に統括的に考える必要がある．

●トリアージ

トリアージの対象を以下に示す．
①閉じ込められていない傷病者のトリアージ
②閉じ込めから救出されトリアージ区域に運ばれた傷病者の2次トリアージ
③救命処置を継続実行するためのトリアージ
④救出救助部門の1次トリアージの支援

多数傷病者の効果的なトリアージは臨床的に必要な需要と有効な資源との均衡を図ることである．災害現場では，バイタルサインに基づく生理学的トリアージが解剖学的トリアージより，個人差が出にくく簡単であることから使用される（表4）．

●治療

①傷病者搬送までの救命処置の提供，②搬送のための安定化・準備，③可能なら死亡者の処置の支援を提供する．疼痛は5番目のバイタルサインといわれ，治療を忘れてはいけない．また，現場では「ないものねだり」の感覚は捨て，場合によっては必要な処置機材の代用品を即興で作り治療を継続する．

現場でどこまで加療するかについては，古くから今まで議論があり，図4に示す．

●搬送

搬送においては，
①傷病者の病院分散の調整
②現場からの救急車サービス，ユニットの調整
③ヘリコプター着陸場所の設定
④入口出口の設定・調整
⑤ステージングあるいは車内収容場所の設置
⑥傷病者の軌道

が挙げられ，特に分散搬送，ステージング，傷病者の軌道は重要である．搬送の3原則は「適切な患者」「適切な時間」「適切な場所」であるが，究極

表3　サポートの種類

①作業を実行するには何が必要か？
②必要な人的資源や専門家は何か？
③どんな機構や組織が必要か？
④どんな装置・機材・施設が必要か？
⑤どんな支援物資が必要か？
⑥どんな車が必要か？

表4　生理学的トリアージ / 解剖学的トリアージ

生理学的トリアージ	解剖学的トリアージ
バイタルサインに基づく	身体的な損傷の評価に基づく
迅速で簡単	臨床経験の差から再現性が乏しい ●迅速な判断や主要所見を見逃さない勘も必要 ●理学的所見では内部損傷の診断は困難
	脱衣が必要 ●低体温に注意

(Russell R, et al. : Rule29 : Physiological triage is more consistent than anatomical triage. Disaster Rules. Wiley-Blackwell. West Sussex, pp61-64, 2011 より引用して改変)

古くから今なお続く議論がある
・Load & Go？
　迅速な評価と現場離脱か
・Stay & Stabilize？
　現場で安定治療か

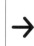

白黒の決着ではない戦略は状況によって選択すべし

戦略に影響を与える因子
●病院までの時間
●搬送施設までのアクセス
●現場の資源
　搬送前に気道確保，大量外出血の止血，簡単なショック対策と骨折の固定などの救命処置を行うことは明白で議論の余地はない．
　静脈路確保，輸液，気管挿管など，より時間を要する処置には議論がある．

事故後死亡の患者検討では，40％は現場で，10％は搬送中に死亡する．現場での死亡の多くは最初の1時間である．
　10～20％が現場の処置（気道確保，外出血の止血）で救命される．

図4　現場でどこまで治療するか？

(Lennguist S : Treatment : How much should be done? : Medical response to major incidents and disaster. Springer, Berlin, pp51-53, 2012 より引用して改変)

の目的は「現場の減圧」である．病態にかかわらず，傷病者の内，誰でもいいから搬送し，現場から1名でも傷病者を減少させ現場の負担を軽くすることが時として必要である．

● 撤退・撤収

撤収は，適切な段階での全体的到達点であり，傷病者だけではなく移動手段を持たない非傷病者，すべての救助要員，患者家族のことなども考える．

前もって可能な搬送手段（公共交通機関，スクールバス，シャトルバス，パトカー，タクシー，船），搬送先収容施設（後方病院，オフィスビル，高層ビルなど）を準備しておくことが鍵である．

● 回復

発災直後から始まり，長期間に及ぶ全体的到達点である．傷病者，救助者，市民，国民の衝撃を最小限度にし，長期間の影響，費用に留意し，環境にも配慮する．

● 災害時医療支援の流れ

以上の流れをフロー図に示すと図5のようになる．

3 時系列的災害対応の流れ

超急性期（発災から72時間）には，主に災害現場で活動するDMATが主役であり，救出・救護，トリアージ，治療，搬送と進む．急性期（4〜7日），亜急性期（8〜14日），慢性期（15日〜1ヵ月）に進むに従い，外科系，内科系，専門家の医療へと医療需要が変化していく（図6）．

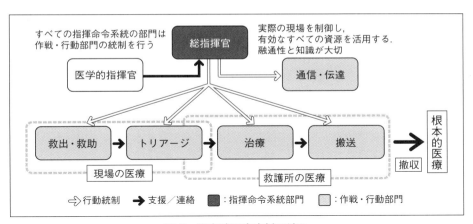

図5　災害時医療支援の流れ

(American Medical Association : Chapter1 : All-Hazard Course Overviewand DISASTERP aradigm. Basic Disaster Life Support provider manual ver5. AMP, USA, 2004 : 1-1-1-27 より引用して改変)

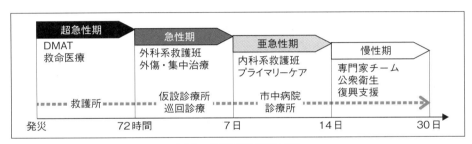

図6　時系列的災害対応

表5 ACTTT

A：anticipate protect yourself, protect others, protect victims [in this sequence!!]（自分・他人・傷病者の安全）
C：control survey of the scene, alarm, panic control（現場の統制，警告，パニック制御）
T：triage starting with sweeping triage for T1-group followed by triage proper or treatment of this T-1 group（トリアージ）
T：treatment according to ABC basis（ABCに基づいた治療）
T：transport from the scene to the collection points, advanced medical post, hospital（搬送）

表6 搬送の前の管理

- 有効な換気と酸素化
- 早期の止血を含む，有効なショックの予防と治療
- 挫滅組織からの代謝産物の減少の方法としての骨折の固定
- カテコラミンの放出を防ぐ疼痛緩和を行うことで，危機を減少させることができる
- 病院までの予想時間（30分以上）
- 現場からの撤収（閉じ込められ傷病者）
- 搬送施設までのアクセス（救急車・ヘリコプターの待ち時間）を考慮し，搬送前の適切な管理が必要

表7 BASIC

B：Bleeding control（外出血の止血）
A：Airway support（気道確保）
S：Shock therapy（ショック対策）
I：Immobilization（固定）
C：Classification（重症度分類）

(Lenguist S : Treatment: How much should be done? Medical response to major incidents and disaster. Springer, Berlin, pp51-53, 2012 より引用して改変)

④ 病院前ケアのパラダイム

現場での活動に遺漏がないようプロトコールとして，活動実施項目の頭文字を取ってACTTTと称されるパラダイムがある（表5）．
傷病者の30％が外傷後の集中治療で死亡するといわれているため，搬送前の適切な管理が必要とされる（表6）．

⑤ 初療に関するパラダイム

現場での初療に関するパラダイムもあり，BASICと称される（表7）．

⑥ 限られた環境下で許容される最低限の治療

「許容される最低限度の治療」を提供することが現場の治療の原則である．安定化のための治療が主体であり，根本的治療ではない．

⑦ 病院前および病院内の連携

病院前において，災害現場では，警察・消防・救急隊・DMATなどと，救護所では医師・看護師・救急隊と，病院内においてはコメディカルとの連携が必要となる（図7）．

⑧ 災害拠点病院の役割

現場へのDMATの派遣，救護所には医療救護班の派遣，病院内では搬送される傷病者の治療の他に内因性疾患の患者対応，さらには後方搬送が災害拠点病院の役割とされる（図8）．

⑨ 行政機関の点・面・層の災害対応

災害の規模や範囲によって，行政単位は対応の力と資源量に応じて，区市町村から国へと変化する（図9）．災害現場の対応も，点としてのDMAT，面としての医療救護班，層としてのボランティアの活動が理想的な災害対応である（図10）．

1　災害医療とは

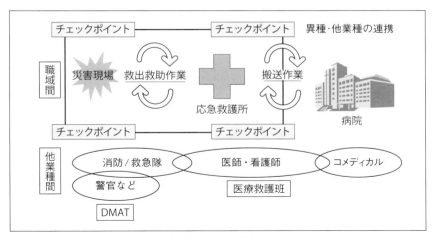

図7　病院前および病院内の連携

(Badiali S: Pre-hospital care. Handbook of Disaster Medicine. Van Der Wees, Amsterdam, pp289-309, 2000 より引用して改変)

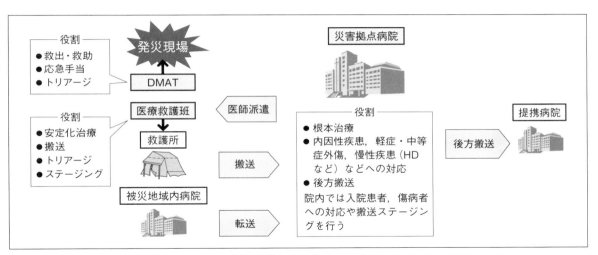

図8　災害拠点病院の役割

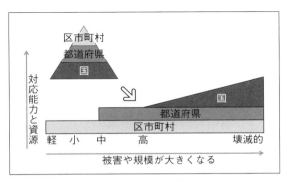

図9　層の対応

(Lappe MA : incident management healthcare medical/technical specialist. http://www.mnbar.org/sections/health-law/CLEMaterials/10-23-09Lappe.pdf から引用して改変)

第2章　災害対応のパラダイム

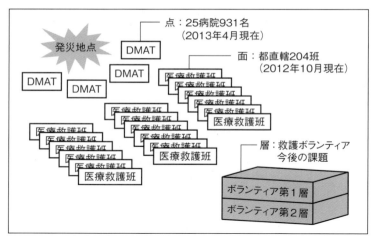

図10　東京都の点・面・層の災害対応

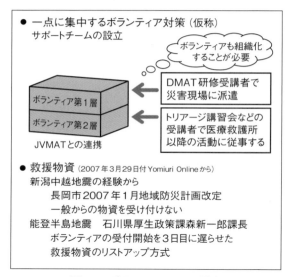

図11　ボランティアへの対応

⑩ ボランティアへの対応

Convergence volunteerism（烏合の衆と化してしまう可能性のあるボランティア）の対策は，平常時から基礎知識があって初歩的な活動を行える集団とDMAT研修も受講した専門家集団とを層として，組織的に連携させる体系を作ることが重要である（図11）．大規模災害になればなるほど，組織的なボランティア活動が望まれる．

まとめ

災害時の医療支援は，限られた医療資源を最大多数に与えることを目的とする．

2 準備

目標
1. 災害サイクルの定義を知る
2. 平常時の準備から出動時の準備までを知る
3. 災害対応，多数傷病者対応を知る

① 災害サイクルの4相

災害サイクルは，「disaster cycles」あるいは「disaster management cycle」や「disaster reduction cycle」と呼ばれている．準備（preparedness）−対応（response）−回復（recovery）−予防（prevention/plannning）の4相からなる（図1）．海外では，米国と英国で4相の呼び名が異なり，FEMA（米国連邦緊急事態管理庁）では，Risk assessment−Mitigation−Response−Recovery と呼び，The British home office（英国内務省）では，Prevention−Preparedness−Planning−Exercises と呼んでいる．急性期を担う医療救護班が関与する部分は主に，回復以外の3サイクルの段階である（図2）．

② 災害対応の目標

災害対応の目標は，
①災害からの損失を減らす，または，避ける
②犠牲者への確実かつ迅速な援助
③迅速かつ効果的な回復の達成
である．

「救急医は平常時の役割から災害計画，対応，患者医療の医学的見地に中心的な役割が想定される．さらに責任を持って実行するためには訓練が大切である」と米国救急医学会（ACEP）が述べている．

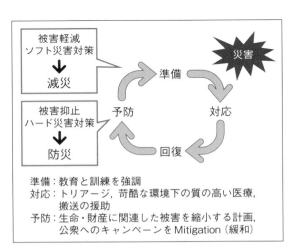

図1 災害のサイクル

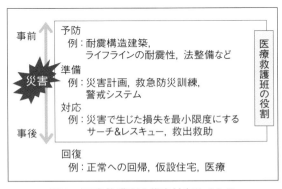

図2 医療救護班の災害対応サイクル

（Warfield C：The disaster Management Cycle. http://www.gdrc.org/uem/disasters/1-dm_cycle.html より引用して一部改変）

③ 災害に対する予防と準備

地震や台風などの自然の加害力を人間の力で完全にコントロールすることは不可能であるが，災害対策としてはハード的なもの，ソフト的なものの2つの方法が考えられている．

●ハード面からの災害対応（図1）

一定の大きさの加害力までは，人為的な構造物によって対応することができるので，土木構造物や建築物の強度を強くすることで被害防止が可能である．日本は災害列島と呼ばれるほどの気候風土のため，従来から土木建築に頼る「防災」に主眼を置いてきた．

●ソフト面からの災害対応（図1）

大きな自然の加害力に対して災害の発生を抑止することは不可能であるから，災害発生を防ぐことより，災害から発生する被害の軽減を目指すことに主眼を置いた考え方である．

米国は，従来から災害発生はやむを得ないことであるから，如何に災害を減らすか，すなわち，「減災」に主眼を置いてきた．心的外傷後ストレス障害（PTSD）への対応は減災の一環である．

④ 災害医療の予防と準備

平常時からの予防・準備は災害対応の基本的な心得である．平常時から災害時を想定した各個人や施設，組織・機構に応じた準備の項目出しが必要である．

① 災害拠点病院・地域医師会との連携
② 公立病院間の連携
③ ボランティアの募集・研修・教育
④ DMAT・医療救護班の教育・研修の他，資器材の定期的点検や拡充
⑤ 病院職員の意識改革と教育・訓練（職員の参集に関することなども含む）
⑥ 病院の6資源の確認（医療器械などハード面，人員，指揮命令系統，医療資器材と装備，情報と伝達，搬送）

表1　平常時と出動時の準備

平常時	①個人装備をすぐ手の届くところに準備しているか？ 手入れはしてあるか？ ②携行資器材が常に使える状態にあるか，携行資器材がすぐ調達できるところに準備されているか（ランニングストック方式の有無，薬剤の管理の責任者はだれか，何人分の資器材が使用可能か）？ 見直し，拡充されているか？ ③出動時のマニュアルを用意しているか？　熟知しているか？ ④出動時の連絡体制を確立しているか？
出動時	①個人装備の確認 ②携行資器材の内容の確認 ③情報の確認（概要を把握し活動方針を検討） ④メンバーと役割分担 ⑤病院への連絡（幹部および各部署責任者） ⑥トリアージ・タグの部分記入

⑦ 異種・他業種との連携構築

●平常時と出動時の準備

平常時と出動時の準備の心得や要点を表1に示す．

●個人装備と携行品（図3, 4）

自分を守るため，自身の安全は最優先課題であり，個人装備（Personal Protective Equipment: PPE）は必要不可欠である．

携行品は，災害の種類や災害規模などによりリストの中から何を携行するかを随時判断する．

●医療資器材（図5）

常に医療需要と資源を考え，医療需要に資源を合わせるのが理想的である．

① どのような災害に対応可能なのか？
② どの程度の傷病者に対応可能なのか？
③ どのような処置が可能なのか？
④ どれほどの傷病者数に対応可能か？

常日頃からいつでも現場で使用できるように整備・補充を心がけ，行っておく．

また，携行資器材のすべてが必要か否かも重要であり，災害の種類や規模，チーム構成などにより必要資機材の質・量を随時判断する．

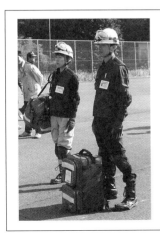

図3 個人装備（PPE）

・ヘルメット
・ゴーグル
・防護服
・プロテクター
・手袋
・安全靴

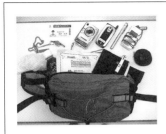

図4 携行品例

・身分証明
・携帯電話
・メモ帳・筆記具
・カメラ
・ボイスレコーダー
・ホイッスル
・現金（小銭含む）
・水分　など

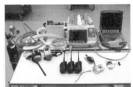
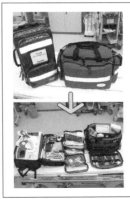

・心電図モニター
・超音波
・人工呼吸器
・酸素ボンベ
・無線機　など

図5 医療資器材

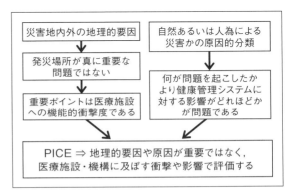

図6 PICEシステム

5 災害時の医療資源

災害とは傷病者の有無にかかわらず現在の状況あるいは状態に対し有効な医療資源が不十分な状態を指す．病院の6つの大事な医療資源とは，①医療器械などのハード面（医療資器材以外も含む），②人員（人材と人員数），③指揮命令系統（断続しないこと），④サプライと装備（種類と量），⑤情報と伝達（人間工学的情報処理），⑥搬送（病院連携を含む）であり，どの資源も量だけではなく，質も重要である．

6 PICEシステム（図6）

PICE（potential injury-creating event）システムとは従来の起源，原因，傷病者数に立脚した分類ではなく，健康管理システムに対し災害が及ぼす機能的な障害に焦点を置いて作られた医療体制構築法である．自然災害，人為的災害など原因に拘わらず，どんな障害を引き起こすかに焦点をおいた分類であり，PICEシステムの利用は災害対応の準備段階において，災害の概念化に役立つ．

● PICEの用語体系とステージ

PICEの用語体系と段階分け（ステージング）を表2に示す．表のA列は二次的な災害が起こる可能性を示しており，「静的」とは傷病者数が増えない状況，「動的」とは傷病者が増加する状況である．B列は資源について，局地の資源が十分か否か（制御範囲），資源を増加させるか否か（障害的），資源を全面的に再建しなければならないか否か（麻痺的）に分けている．C列は，地理的な範囲を示し，局所規模から世界規模の範囲まで分けている．

表2 PICE用語体系とステージング

用語体系				ステージング	
A	B	C	PICEステージ	外部への応援要請の必要性	外部からの応援
静的	制御範囲	局所的	0	無い	非活動
動的	障害的	地域的	I	少ない	警告
	麻痺的	国家的	II	中等度	スタンバイ
		世界的	III	大きい（要広域搬送）	派遣

A：二次的な災害が起こる可能性
　静的：傷病者が増えない状況
　動的：傷病者が増加する状況
B：局地の資源の状況
　制御範囲：資源が十分足りている
　障害的：資源を増加させる必要がある
　麻痺的：資源を全面的に再建しなければならない
C：地理的要因

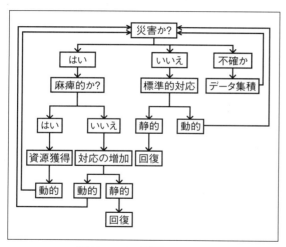

図7　PICE運用フロー図

表3　機能麻痺の2つのタイプ

機能を提供する ハード面の破壊	ハード面の破壊はないが， 機能自体を提供できないもの
爆発	雪嵐
地震	従業員のストライキ
竜巻	動力の低下
市民暴動	水供給の停止
NBC汚染	サイバーテロ
火災	
ビル崩壊	

これらABCの分類に応じて，0～IIIのステージ分類を行い，被災地内では外部への応援要請，被災地外では支援の必要性について客観的な指標として使用できる．

図7にPICE運用のフロー図を示した．災害であるかないかを判断し，災害であれば，資源が麻痺的か否かを判断し，資源獲得に向かう．

● PICEシステムにおける病院機能障害と機能麻痺

PICEシステムによる病院機能の障害状態には3型ある．

①病院は被害を免れた状態
　「機能正常」と称され，病院機能は無傷で維持されている状態である．
②通常の医療資源の増加で対応出来る状態
　「機能障害」と呼ばれ，病院が被災を受け機能障害に陥っている状態である．
③重症患者の対応の際に大事な6要素が不十分な状態
　「機能麻痺」と呼び，6要素の全部もしくは一部が損なわれている状態である．

機能麻痺には，機能を提供するためのハード面に障害があるものと機能自体に障害がおこるものの2型ある（表3）．

●準備体制構築システムの今後

　PICEシステムの分類は災害対策者，研究者，災害対応者にとって重要な概念の1つを提供するものである．しかし，例えば傷病者が小児のみであったり，熱傷患者のみであったりする場合には，残念ながら医療資源と需要のミスマッチが存在する．量的なものに主眼をおいた「surge capacity」と質的な価値観を取り入れた「surge capability」の両者を含んだmedical surgeの普及が解決法の1つになるかもしれない．

> **まとめ**
>
> 災害現場派遣医療チームとして，日頃の準備から出動時の準備を怠らず行うとともに，個人装備や携行資器材などを理解し，実践できるようになる．

Column

●災害時の必要人材に関する計算例

　通常の施設で必要追加人員を計算する際には，週40時間労働規則（1週間に1人40時間労働する）を用い，1週間（168時間）に何人の人手が必要かを計算する．
168時間／1週÷40時間／1週間労働＝4.2FTEs（full-time equivalent）
　計算結果から1週間では1日あたり4.2人必要となる．傷病者100人を看護師が4：1で看護するなら1週間に4.2人×25＝105人必要となる．

3 指揮命令系統

目標
1. 指揮命令系統について理解する
2. 指揮と統制の意味を知る

① 指揮命令系統とは

指揮命令系統（ICS または IMS）とは，組織体系自身を意味するより，もっと概念的なものであり，適切にいえば，あらゆる混乱した救急事態を制御するために使用される理想，政策，処置，行動の規範である．

●呼び方はいろいろ！

ICS/IMS に関する名称は他に，NIMS (national IMS)，SEMS (standard emergency management system)，HEICS (hospital emergency ICS)，PHICS (prehospital ICS) など，機構組織により種々の名称が使用されている．

② 指揮命令系統の限定合理性

災害対策本部は，情報収集⇒情報分析・整理⇒対策立案⇒調整・実効⇒進行管理，という一連の統括的管理運営の業務がある．上流過程で業務が停滞すると，下流行程のすべてに影響が及ぶため，指揮命令系統の指揮官は，現場にコンフリクトを生じさせてはいけない（図1）．「何も決断しない」ことは，「悪い決断をする」ことより，さらに大きな被害を生むことを知っておくべきである．限られた情報や確認の取れない情報の下に，決断し指示しなければならない「限定合理性」が要求されている．

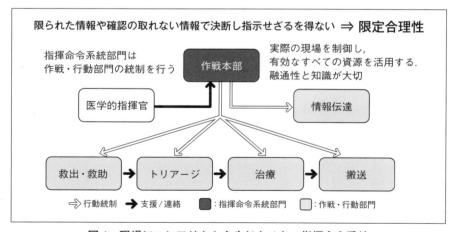

図1　現場にコンフリクトを生じさせない指揮命令系統

（Chapter1：All-Hazard Course Overview and DISASTER Paradigm. Basic Disaster Life Support provider manual ver5. AMP. USA 2004：1-1-1-27 より引用して改変）

意思決定環境には，
① 確実性下の意思決定
選択肢を選んだことによる結果が確実に決まってくるような状況での意思決定．
例：5000万の費用の掛かる交通安全対策と800万の費用のそれとの比較
② 狭義のリスク下の意思決定
選択肢を採択したことによる結果が既知の確率で生じる状況．
例：ある地域の地震の発生確からマグニチュードの相違による死亡率が出る．期待効用論の体系で説明できる
③ 不確実性下の意思決定
選択肢を採択したことによる結果の確率が既知でない場合の意思決定．

の3型がある．②は病院のBIA（ビジネスインパクト分析）からのリスク回避手段であり，③が災害時の意思決定環境である．

災害時は不確実性下の意思決定であり，かつ，限定合理性を持たせるためには，
① どんな災害にも対応できる組織的な柔軟性を持つこと
② すべてのタイプの危険あるいは珍しい事件でも適応できる十分な柔軟性を持つこと
③ 伝達通信可能な標準化が種々の機関と地域からの人員の間に効果的になされていること
④ 費用効果が高いこと
が必要である．

③ 指揮命令系統における5C

指揮命令系統運営には，頭文字Cで始まる5Cが重要とされる．
① 指揮・命令（Command）
② 統制（Control）
③ 通信連絡（Communications）
④ 協調調整（Coordination）
調整は，Emergency Operation Center（EOC）の組織を作り，行なっている国もある．
⑤ 協働・相互援助（Cooperation）

最近はこの5Cのほかに，さらに，知恵・知識と融通性が要求される．指揮命令系統における救急対応の優先事象は人命救助，事変の安定化，資産管理の順であり，頭文字をとってLIPで示される．

④ 指揮命令系統の5つの問題点

課題問題点も5Cでまとめられている．
① 情報伝達（Communication）
災害対応情報では迅速性と正確性の両方が求められる．高い精度を要求すれば精査・確認のため時間を要し，発表・通報が遅れる．一方，迅速性を優先すれば，精査・確認が不十分になり，情報の精度が下がる．したがって，実効性を考えれば正確性を考慮しつつも速報性を優先させ，ついでに確定情報で修正・補完をすることが最善である．また，情報伝達に関しては，通信伝達手段という工学的な問題に目が行きやすいが，「通信伝達」は「正しく行動させること」という人間工学的な問題の方が大きい課題である．
② 指揮・命令と統制（Control & Command）
指揮者はその時その時点において有効な情報や状況の認識に基づいて決定を下さざるを得ない．これは限定合理性の概念であり，その概念の中では，決定は不十分な情報に基づいているが，十分であると判断される．指揮者になる可能性のある者は実践的な訓練を通して迅速かつ正確な決定を下せるよう鍛錬や訓練，全体的模擬実技訓練が重要である．
③ 混雑・渋滞（Congestion）
歩行者，車両，ヘリの混雑を生じさせない．
④ 資源の調達（Collection of Resources）
過常のスタッフ，過量の有効資源の調整も大事である．
⑤ トリアージと搬送の調整（Coordination of Triage & Transportation）
搬送先への"災害の引越し（disaster relocation）"を避けるため，分散搬送が必要である．

⑤ 指揮と統制

指揮とは各組織・機構の個人に至るまで指揮官

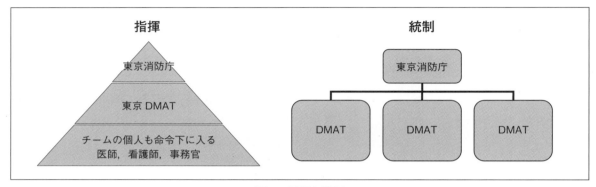

図2 指揮と統制

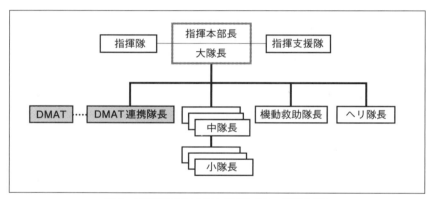

図3 東京消防庁の指揮体制(第一指揮体制)

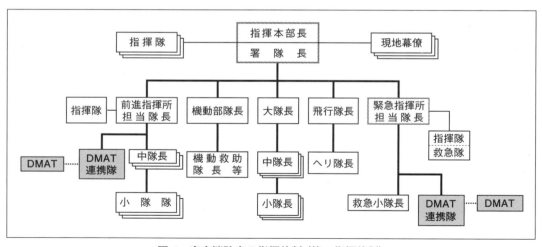

図4 東京消防庁の指揮体制(第二指揮体制)

の命令に従うこと．統制とは各組織・機構として指揮官の命令に従うが，個人個人は各組織・機構の指揮官に従うことである．

現場で活動するためには，「指揮下に入る」，「統制下に入る」という言葉の意味を知る必要がある．以下に東京DMATと東京消防庁を例に「指揮」と「統制」について説明する．

●指揮とは？（図2）

各機関の上下の関係を明確にしているため，DMATというチームはもちろん，DMATを構成する一人ひとりを掌握する．

東京消防庁の指揮下に入るということは，①すべてのDMATに統一的な動きをさせる，②東京DMAT隊員一人ひとりを強制的に掌握するため，個人個人の行動にも東京消防庁に責任が発生する．

図3，4に東京消防庁の指揮体制における東京DMATの位置を示した．

●統制とは？（図2）

関係各機関の横の連携であり，目的などが異なった集団をまとめて調整のとれた活動を行う．

東京消防庁の統制下に入るということは，①各DMATを1つにまとめて治める，②DMATというユニット単位で掌握する，③DMATに対して管理責任を持つが，DMAT各ユニットはその専門性については独自性を持つため，東京消防庁には医療的な責任は生じない．

●指揮と統制の違い

具体的に指揮と統制の違いとは，「指揮下に入る」ことは，DMATの職務より全体が優先され，場合によってDMAT本来の職務以外を課せられる．「統制下に入る」ことは，本来の職務遂行のうえで，管理下に入り，本来の職務以外は課せられない．

相互連携のためには，お互いの組織や共通言語などの理解のほか，"指揮下"と"統制下"の言葉の意味の相違を理解したうえでの指揮命令系統の構築が重要である．ICSを運用するうえでは，"5C"の他に，融通性と知恵・知識が必要であることは前述の通りである．

●東京DMATに関する指揮命令系統

東京都の指揮命令系統は東京都総務局総合防災部が最上位機構であり，東京都福祉保健局救急災害医療課はその一部を利用し，東京DMATを運用している（図5）．

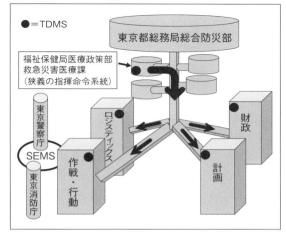

図5　東京DMATに関する指揮命令系統
TDM：東京DMAT運営委員会，SEMS：標準的救急運営体系

まとめ

すべての業務を効率よくするために，構成と手順を作る組織体系が指揮命令系統である．これに基づいて，
①誰が何をするか
②誰が何を担当か
③誰が誰に，何を，どのように話をしたか
④どうして，どこで，最新の情報を得たか
⑤どのようにして援助を受けるか
⑥どのように非人的資源を持ってくるべきか
など一連の行動が組織化される．

第2章 災害対応のパラダイム

4 評価

目標
評価のプロセスを理解する

① 評価

災害現場の状況は，流動的であり，時々刻々の変化が起るため，適切かつ迅速な活動を行うためには流動する状況を評価する必要がある．評価とはあらゆる場面で，随時行われる，限られてはいるが多彩な情報をもとに，最良の結果をもたらすための実行決断を行うためのプロセスである（図1）．

評価する項目は状況評価と需要評価である．現場の状況を評価することに力点が置かれやすいが，状況評価の結果としてどのくらいの人的・物的・組織的な必要性があるかを判断する需要評価を忘れてはならない．

限られた医療資源の下，最大の効果をもたらすことが要求されるため，3つのプロセス，①認識，②見積り，③評価を確実に遂行する．

まとめ
最大多数に最良をもたらすような，状況評価と需要評価を行うことができる．

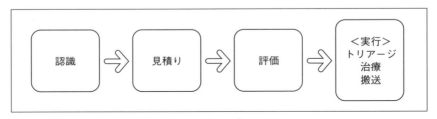

図1 評価のプロセス
医療需要と有効な医療資源の均衡の中で，状況評価と需要評価を行う

5 情報伝達

目標
1. 情報伝達の重要性を理解する
2. 情報伝達システムを（指揮・統制をふまえ）理解する
3. 情報伝達手段を理解する

① 情報の語源と情報伝達方法

明治期，フランスの軍事教本を翻訳する中で，『renseignement』を『（諜報活動により）敵状を報知する』という意味合いで『状報』と表した．広く知れ渡る中で，情報に変化していった．"状報"はスタティックなイメージであり，"情報"とは「心情」に左右されやすい，流動的な危ういイメージである．"送り手"と"受け手"の間の情動は「ノイズ」の発生源になり，「ノイズ」こそ，災害時には慎重に扱うべきである．情報伝達方法には，①直接（口頭），②無線，③携帯電話（双方向性である点が無線機と最も異なる），④伝令，⑤信号（光，旗，手）などの伝達方法があり，災害時には"ハイテク"よりも"ローテク"な方法が確実である場合が少なくない．

例えば，聞きづらい言葉をわかりやすくするため，通話表（表1）を使う．これも"送り手""受け手"の情報誤認を減らす手段の1つである．

② 情報収集

情報収集に努力するとともにその時・その場所に応じた情報を入手する．また，消防機関や行政機関は多くの情報を持つため，消防・行政から情

表1 通話表例

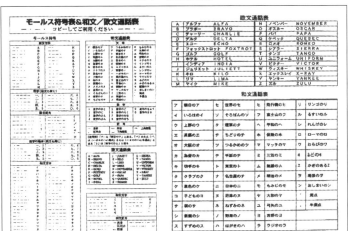

新宿区防災サポーター：清水邦夫氏から提供

報を得るよう努力する．実際には現場にいない人たちに，如何にも現場にいるような臨場感や現実的な危機感を持って伝えられるかが真価として問われ，現場の状況の把握や需要の把握が可能なように，通信伝達技術を普段から身につけておくことが望まれる．

③ 情報伝達と共有

関係機関と指揮官，各DMATは双方向性であるが，各DMAT間は原則情報交換を行わない（図1〜3）．常に指揮官を通して連絡を交信する縦の一方向の通信伝達であり，横方向の通信伝達をしないのが原則である．縦や横通信伝達は共存すると指揮に混乱が生じる．初心者でも基本的な情報伝達が可能なように，情報伝達法のパラダイムとしてMETHANE（表2）がある．

●災害時の情報伝達の問題点

災害時の情報伝達の主な問題点として，以下の4点に留意する．

①初期情報が来ない場合

設備・機器が万全ではない場合や通信機器の被災などを考慮し，"来ない情報"がないか確認し"来ない情報"は場合によっては自ら収集に努める．

②来た情報が受け取れない場合

他人の部屋に届く，届いた情報が埋もれる，などが考えられ，受信確認の重要性を再認識し，受信体制の整備を平常時から行っておく．

③受け取った情報が正しく理解されない場合

伝言ゲームのように，組織内で情報が変化するため，伝えやすさの工夫を凝らす．

④意思決定者の不在，意思決定の難しい場合

実際の災害時には，正常化の偏見（自体の楽観化）や不確実さの中での意思決定はよくみられることであり，平常時から明確な判断基準の事前設定や専門家との連携などを高めておくことが重要である．

情報がうまく伝わらない場合に，「できるだけ大きな声ではっきりものをいい，性能の良い機械を通し，相手も静かにしっかり聞けば情報の伝達

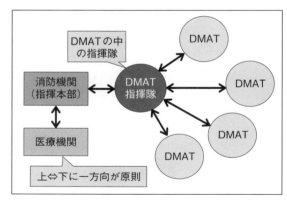

図1　縦方向の情報伝達

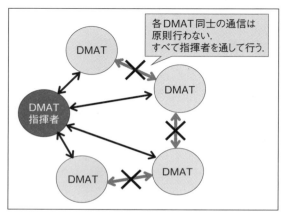

図2　縦・横方向の情報伝達

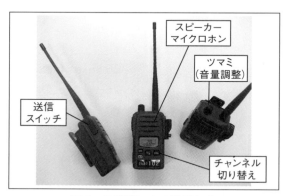

図3　無線機による情報伝達

と共有は進む」というような工学的な問題の範疇として捕えがちである．しかしながら，津波の避難情報を発信したにも拘らず，ある者は避難し，ある者は津波を見物に行くように，発信された事

5　情報伝達

表2　情報伝達法（METHANE）

M : My call sign/name（自身の名前）/ Major incident（集団災害か否か）
E : Exact location（正確な場所は）
　　災害時には建物崩壊などにより普段の目標物がないため，正確な場所を伝えにくい時も多い．
T : Type of incident（災害のタイプ）
　　自然災害，人為的災害などの種類だけではなく，災害が動的か静的かを伝えることが重要である．
H : Hazards（危険性の有無）
　　自分，傷病者，周囲の環境などの二次災害の危険性も伝える．
A : Access（現場までのアクセス）
　　高速道路のインターの先あるいは手前の事故では進入経路が違うため細かなことでも要点を抜かさないことが重要である．
N : Number and severity of casualties（傷病者数とその重症度）
　　動的災害では時間と共に傷病者が増えることを考慮する．
E : Emergency services（救急組織の存在，その必要数）
　　消防組織だけではなく，警察，電力会社，鉄道会社などの他の期間や組織の応援の必要性を判断する．

柄は届いているにも拘らず，"送り手"の意図した行動を"受け手"に実践して貰えないことが問題である．災害時の情報伝達とは，"受け手"に正しい行動実践させることが主旨であり，工学的な問題というより，人間行動学的な問題である．

④ 警報情報に対する信頼

警報に対する信頼は，「多様な手段の活用」「発信元の明示」により確立され，警報のわかりやすさとして①用語への配慮，②行動指針の明示が要求される．警報に対する信頼を論じる際には，『狼少年効果』と『居眠り羊飼い効果』を知る必要がある．

『狼少年効果』とは「誤警報」であり，結果的には災害に至らなかったのに災害の警報を出した結果，警報システムに対する信頼性が失われる効果・現象を比喩したものである．

『居眠り羊飼い効果』とは「見逃し・不警報・欠報」であり，災害が起こるのに警報を出さず，警報システムの信頼性が失われる効果・現象を比喩したものである．

警報を発するか否かの問題の前には当然ながら精度アップが前提であるが，住民との誤警報に対する合意形成も重要である．

⑤ 情報に対する人間の処理

Perry（1983年）による災害時に住民がどの情報に基づいて避難しようと意思決定したかを分析した報告では，スリーマイル島原子力発電所事故の際には，「自分で種々の情報から危ないと思った」が一番多かった（30％）．一方で，避難しなかった理由の最大は「避難命令が出なかったから」という意見が多かった．人間は情報を処理する動物であるため，意図した行動をさせるためには，行政が避難勧告にするか，避難指示にするか迷った際は，思い切って避難指示を命令にするべきだと示唆している．

洪水の事例では，行政からの勧告にもかかわらず周囲の住民が実際に避難したのは「実際に増水の危険が起こってからである」との報告もある．洪水では，危険の可視性，人・物・仕事を放っておけないなどの理由から避難が遅れやすいため，日頃から防災研修での啓発が必要である．

まとめ

情報伝達の重要性，情報伝達システム，情報伝達手段を理解し，可能な限り正しい情報の供給・応需を行う．

第2章　災害対応のパラダイム

6-1 トリアージ
―概念と種類―

目的
1. トリアージの概念と種類を知る
2. 代表的なトリアージ法を知る

① トリアージとは

トリアージは，傷病者の「振り分け」のための方法論として救急医療，多数傷病者発生事故（MCI），災害医療の際に使用される．最も緊急的な問題を持つ傷病者の順位が優先されるが，災害時では資源の有効利用を加味し，最大多数に最良を尽くすのが基本である．現場では致命的であるが病院では治療可能な問題を持つ傷病者の搬送がまず優先される．

また，現場での一次トリアージの目的は，現場で治療の優先順位を決めること，搬送の優先順位を決めることであるが，必ずしも治療の優先順位＝搬送の優先順位ではないことを忘れてはならない．例として気道熱傷が挙げられ，バイタルサインの正常な気道熱傷の傷病者は治療の順位は低いが搬送の順位は高い．

② 救急医療と災害医療におけるトリアージの理念の違い

通常の救急医療のように，医療資源が十分の場合は「各々の傷病者一人ひとりに対して最大限を」，災害時のように医療資源が圧倒的に不足している状況では「最大多数に最良を」という基本的な考え方の違いがある．そのため，両者のトリ

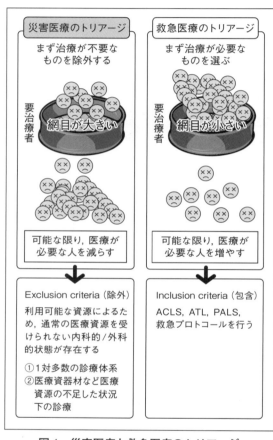

図1　災害医療と救急医療のトリアージ

アージは，『振り分け』方法論としては同じであるが，根本的な理念に違いがある（図1）．

救急医療では，「要治療の傷病者をみつけ出す」が基本である．例えば一次救命処置（BLS）では，最初に声をかけて反応のない傷病者を探し出し心肺蘇生（CPR）を行うように，まずは治療が必要な傷病者をみつけ出す．一方，災害医療では「治療不要の傷病者を除外する」が基本である．

例えば，後述するSTART法では，まず治療が不要な傷病者を除外するため，最初に歩行可能である者を除外する．すなわち，災害医療では「篩の網の目」を大きくし，なるべく篩に残らないようにする．一方，救急医療では「篩の網の目」を細かくし，篩になるべく多く残るように考えている．

③ 事故種別にみるトリアージの目的と特徴

トリアージが必要な事故を種別に分けて，目的と特徴を表1にまとめた．災害時には不足した医療資源の下，適切な治療を決定するために迅速に患者を選別し，MCIの際は傷病者が必要とする適切な医療レベルを確認する．

表1 事故種別によるトリアージ様式

事故種別	目的	特徴
単独傷病者	患者の必要性に応じたすべての器器材を投入して個人に最良を提供する	他の患者を考える必要なし
多数傷病者発生事故（MCI）	適切な治療・搬送のため，優先順位をつけ，罹患率・死亡率を減らすため必要な資源が提供される	優先順位はあるが，患者は必要な治療のすべてを受けれる
災害	適切な治療・搬送のため，優先順位をつけ，罹患率・死亡率を減らすため必要な資源が提供される．しかし，最良の予後を得るため，乏しい資源が有効に使用される	優先順位をつけるが，生存の可能性が低い者は，治療・搬送の優先順位は低い

(Kahn CA, et al. : Triage. Koenig and Schultz's disaster Medicine. Cambridge University Press, Cambridge, pp174-194, 2010より引用して一部改変)

④ トリアージ区分

トリアージには基本の4つのカテゴリーがあり，傷病者の重症度・緊急度に応じて赤，黄，緑，黒の4色に区分される（表2）．

わが国では阪神・淡路大震災後の1996年3月にトリアージタグが統一されたが，当初「黒」は死亡を意味していた．現在では，黒は死亡ではなく，「死亡予期群」とする考え方に変化している．黒の傷病者数は医療資源の質・量に影響を受け，資源と逆比例に減少し，また，医療資源が充足した場合には加療対象になるので，まったく治療対象にならない「死亡」と断定してしまうことには異論がある．

ヨーロッパで普及しているNATOのトリアージ区分では，医療資源と傷病者数に応じたMCIのレベルをⅠ，Ⅱ，Ⅲとし，そのレベルに応じてP-system，T-systemを使用している（表3）．医療資源が充足しているレベルⅠではすべての傷

表2 トリアージの区分

①Priority or immediate（赤）：重症群
　治療により救命の可能性がある重症者．
②Priority or delayed（黄）：待機群
　治療が多少遅れても死亡率に影響を与えない．
③Priority or minimal=walking wounded（緑）：軽症群
　十分治療が待てる，もっと重症な人を先にみて構わない．
④Expectant（黒）：死亡予期群
　従来の死亡という意味ではなく，医療資源があれば，加療の対象になる．死亡という意味ではなく，重篤で救命の可能性は著しく低い．

表3 NATOのトリアージカテゴリー

区分	色	Level I MI P-system	Level II&III MI T-system
Immediate	赤	P1	T1
Urgent	黄	P2	T2
Delayed	緑	P3	T3
Expectant	黒／緑		T4
Dead	白／黒		T0

MCI	同義語	
Ⅰ	Major incidents, major accidents, major emergencies, compensated incidents	医療のレベルの要望を維持し，すべての救助者を救うことができる
Ⅱ	Mass-casualty incidents, disasters, decompensated incidents	医療のレベルの要望の維持ができず，すべての救助者を救えない
Ⅲ	Complex emergencies, compound injuries	地域や地方のインフラが破壊され，トリアージに重点が置かれ，外部からの支援が必要

(Montan KL: triage. Medical responses to major incidents and disasters. Springer-Verlag, Berlin, pp63-75, 2012より引用して一部改変)

病者が治療対象になるため「黒」は存在しない．

蘇生の断念や医療資源不足の状況下での死の判断は心電図が死の判定を決めるもっとも有効な手段である．蘇生の可能性のない状況は，30分間の蘇生行為にも拘らず，両側瞳孔散大，大腿動脈および頸動脈触知なし，呼吸なしである．

⑤ トリアージの種類

トリアージの方法として普及するためには，①簡単であること，②馴染みがあること，の2要素が必要であり，使用する際の注意点は，①感度・特異度を知ること，②小児への適応が可能か，である．

主だったトリアージの種類として，一次トリアージ法9種類，二次トリアージ法2種類，小児のトリアージ法3種類が知られている（**表4**）．

一次トリアージ法として，START，CareFlight Triage，Triage Sieve，Sacco Triage Method，などがある．現場で傷病者の搬送・撤収の優先順位を決める．二次トリアージ法として，SAVE，Triage Sort があり，病院で治療を受ける順番，あるいは現場で待機的搬送を判断する．

注意すべき点は，「一次」「二次」の言葉である．結果として，1回目，2回目のトリアージになっている場合が多いが，1回目，2回目のトリアージを意味しているのではない．一次とは，「最大多数に最良を」の観点から優先順位を決定するものであり，二次とは，「生存者数を最大に」の観点からトリアージを行うものである．具体的には，二次トリアージとは，例えば「赤の処置テント」において，どの傷病者から治療し，治療後どの傷病者を優先して搬送するか，を決めるものであり，当然ながら救命率の高い傷病者が優先される．また，小児のトリアージ法であるが，災害時小児は家族と一緒が原則であることや小児のみが傷病者という事故はないため，文献上の報告はまだない．

⑥ 一次トリアージ法

現在最も普及している START，CareFlight Triage，Triage Sieve の3法を中心に解説する．

● START (simple triage and rapid treatment)

カリフォルニア州ニューポートビーチの Hoag Hospital の救急医療体制（Emergency Medical System：EMS）で使用され発展したものである．少ない修練で習得可能なため，多くの救急関係者にとって好都合なトリアージ方法であり，現在わが国で最も普及しているトリアージ法でもある．カテゴリーは**表5**の通りである．

START法の原法では，呼吸数は30回以上か否か（つまり早いか否か）で判断する（**図2**）．呼吸数30回/分，CRT（毛細血管充満時間）2秒未満，簡単な従命で1人1分以内で判定していく．「30！2！Can do！No more than 1 minute」と標語が作られ，おぼえやすい．

START変法では，CRT の代わりに橈骨動脈触知を採用し，歩行→呼吸→橈骨動脈拍動の有無

表4 各種トリアージ

一次トリアージ：Primary triage system（最大多数に最良を）
1. START
2. CareFlight Triage
3. Triage Sieve
4. Homebush Triage Standard
5. Sacco Triage Method (STM)
6. MASS Triage
7. Millitary/NATO Triage
8. CESIRA Protocol
9. SALTsystem
二次トリアージ：Secondary triage system（生存者数を最大に）
1. SAVE
2. Triage Sort
小児のトリアージ：Pediatric triage
1. JumpSTART
2. Pediatric Triage Tape (PTT)
3. Psy-START

表5 START法のカテゴリー

D	: Deceased（死亡）
I	: Immediate（1時間以内に処置・治療が必要）
DEL	: Delayed（治療は必要だが，I の後まで待てる）
M	: Minor（生命危機のない犠牲者，つまり DEL の治療後まで待てる）

6-1 トリアージ —概念と種類—

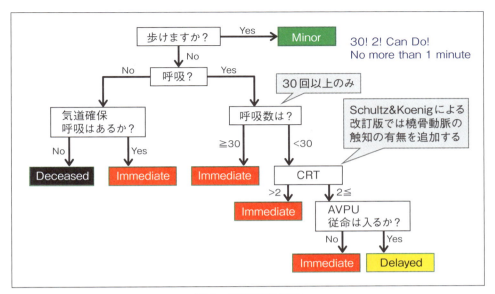

図2 START法原法

1983年Hoag病院の研究者とともにカルフォルニア消防が発展させた。1989年のノースリッジ地震，1992年と2001年NYの世界貿易センター，1995年のオクラホマシティ連邦政府ビル爆破事件で使用され，カナダ，サウジアラビア，オーストラリアの一部，イスラエルでも使用されている
(Kahn CA, et al. : Triage. Koenig and Schultz's disaster Medicine. Cambridge University Press, Cambridge, pp174-194, 2010 より引用して一部改変)

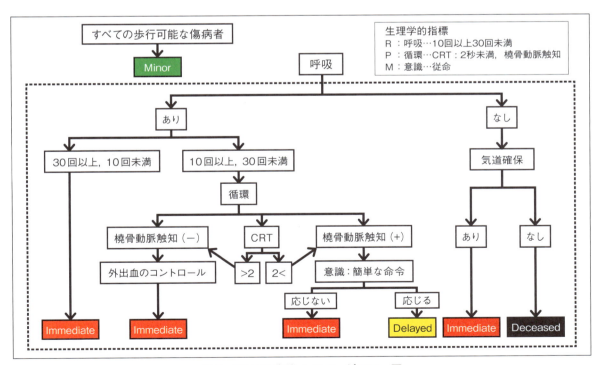

図3 START変法 トリアージフロー図

47

→従命のフローに従って4つの区分に分ける（図3）．現場の医療資源が乏しく傷病者をより適切なスタッフや整備された医療施設に搬送するときに使用される．

①START/START Plus

教科書によってはSTART Plus法という言葉が使用されるが，STARTトリアージのテキストによれば，頸椎保護，死亡確定プロトコール，外傷センター基準を地域の救急医療体制の思想確立のために取り入れたものである．

START法のホームページでは，多数の犠牲者の出る災害（Multiple Victim Incident：MVI）は多数傷病者発生事故（MCI）とは異なり，トリアージを行うにはSTART法を変更する必要がある．この変更は，外傷機転，死のプロトコールについてのEMSの判断も含んでいる．トリアージは地域のEMS方針を確立しておくことが必要である．多数傷病者の現場で初期対応者（EMT）によって使用され，MVIの場合は，START法が勧められる．START Plusは脊椎保護，死亡判定の判断，外傷センターの企画に関した地域のEMSプロトコールに沿ったアルゴリズムとして記載されている．

②START Plan Analysis

採用するには，「START方式はMCI現場で最初の救助者が使用するもので，救助者と傷病者が1：1なら通常の救助と蘇生行為を行う」という議論が必要である．

● トリアージあるいは治療か

最初の救助者が継続観察の必要な重篤な患者を発見したときには1人の傷病者を生存させようと努力する，2番手も同様に活動する，この繰り返しが基本である．再検討では多数傷病者の場合は，多数の生存を考慮した方の結果がよいことは自明であるものの，現場でその時点では判断が難しい．

● 気道

気道確保して呼吸が出現する場合，頸椎保護を考えると下顎挙上などの方法になるが，人手が取られ，他の傷病者の治療に当たれなくなる．

● 循環

CRTは循環血漿量減少や二次的カテコラミン放出状態では延長するため，最初の救助者は早期死亡する可能性がある傷病者を迅速に認識できる．循環血漿量減少は死亡の大きな原因なので，400mLの出血量でCRTは不確かになるため，CRTは出血性ショックの重症度判定には有効といえる．

● CareFlight Triage

オーストラリアで作成され，歩行可能の有無の次に，意識を評価する．呼吸は回数ではなく，あるかないかを評価する．15秒以内に行うのが原則で，2002年のバリ島爆破テロの際に使用された．

至急（immediate），救急（urgent），待機（delayed），死亡（unsalvageable）に分類する．

歩行→従命→橈骨動脈拍動の有無/呼吸の有無のフローに従って分ける（図4）．

● Triage Sieve

現場で使用する最初のトリアージ法として1995年Hodgetts & Mackway-Jonesが英国の災害対応訓練MIMMSコースのために公表した．従命反応を検査しないのが特徴である．英国や

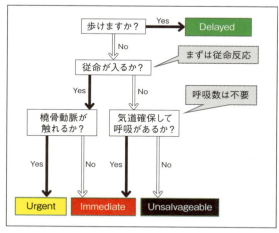

図4　CareFlight Triage

オーストラリアの一部で使用．START, Triage Sieveと比較してCareFlightは感度が高く，早かった

（Kahn CA, et al.：Triage. Koenig and Schultz's disaster Medicine. Cambridge University Press, Cambridge, pp174-194, 2010より引用して一部改変）

オーストラリアの一部で使用されている．パキスタンのバローチスターン州の列車事故や2005年7月7日のロンドン同時爆破テロ事件に使用された．

外傷患者を対象として作成されており，循環の評価にはCRTのみではなく，出血性ショックの指標である脈拍120回以上か否かも評価項目に含まれている．歩行→呼吸の有無→呼吸数→CRTあるいは心拍数（120回／分以上）のフローに従って分ける（図5）．

●その他の一次トリアージ法

① Homebush Triage Standard（図6）

START法との違いは，気道確保して呼吸がなければ，橈骨動脈の触知を確認し，触知しなければdead（死亡），触知すればdying（死亡予期群）と判定する点である．また，赤，黄，緑，黒の色で示すのではなく，通信伝達の際に間違いの無いように，色のかわりに欧文通話表のアルファベットコードを使用する点も異なっている．

② Sacco Triage Method（STM，表6）

START法が「最大多数に最良を」を目指すのに対して，本法は「生存者数を最大に」を目標にしている．米国で76,000名以上の鈍的外傷の州単位データベースから，経験的に抽出した生存に

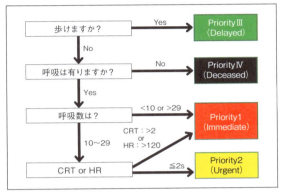

図5 Triage Sieve
triage-to-treatmentに使用され，triage-to-transportationのアルゴリズムのTriage Sortにつなぐ
（Kahn CA, et al.：Triage. Koenig and Schultz's disaster Medicine. Cambridge University Press, Cambridge, pp174-194, 2010 より引用して一部改変）

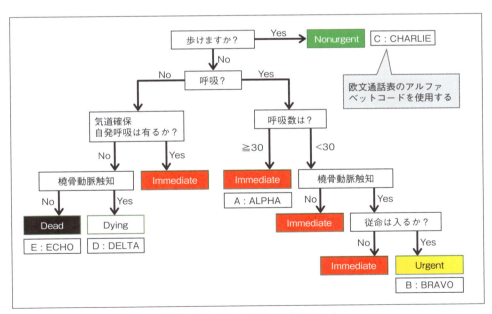

図6 Homebush Triage Standard
STARTとSAVEが基礎になっている．2002年10月12日バリ島の爆破テロ事件に使用された
（Kahn CA, Lerner EB, Cone DC：Triage. Koenig and Schultz's disaster Medicine. Cambridge University Press, Cambridge, pp174-194, 2010 より引用）

関する項目に注目し，生存率を求めたもので，経時的に比較すれば悪化が判断できる．呼吸数，脈拍数，意識レベルを点数化し，合計点から生存率を推測し，その判断基準で搬送する．ただし，実際の使用報告はまだない．

③ MASS Triage（図 7，表 7，8）

トリアージ方法は多数の傷病者（Mass）を対象としている．しかし，START 法などは 1 人に 1 分間以内と規定しているが，実際には呼吸循環を把握する際は，傷病者と 1 対 1 対応になってしまい時間の短縮が難しい．そこで，傷病者の生理学的所見を調べる前に，すなわち，直接接触する前に，可能な限り生理学的所見をとる傷病者を減らす方法が考えられた．MASS（M：move，A：Assess，S：Sort，S：Send）法がその 1 つである．爆風損傷（BI）のように，多くの傷病者が発生する事案に使用される．軍隊用トリアージ型式であり，成人に適応される．

I：immediate（重症群），D：delayed（待機群），M：minimal（軽症群），E：expectant（死亡予期群）にわける．

④ Millitary/NATO Triage（表 9）

戦闘に復帰可能か否かが目的であり NATO triage に基づいている．医学的な焦点は創のデブリ，四肢の温存，生命維持である．分類は主観的であり生理学的な基準よりトリアージ実施者の個人の経験に基づいている．

⑤ CESIRA Protocol（図 8）

Dead のカテゴリーがないのが特徴である．本法が作られたイタリアでは医師以外死亡を断言できないため，あくまで医師のいない病院前の使用のためのトリアージ法である．

表 6 STM

呼吸数	脈拍数	GCS (Glasgow Coma Scale) の M	点数
0	0	0	0
1〜9	1〜40	M1	1
36〜	41〜60	M2, 3	2
25〜35	121〜	M4, 5	3
1〜24	61〜120	M6	4

グループ分け	合計点	生存率
1	〜4	<35%
2	5〜8	
3	9〜12	>90%

予後の予想は有効ではないが，外傷患者の生存可能性は正確に予想できる

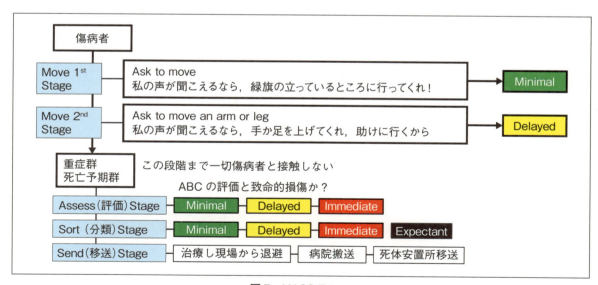

図 7 MASS Triage

(Kahn CA, et al. : Triage. Koenig and Schultz's disaster medicine. Cambridge University Press, Cambridge, pp174-194, 2010 より引用して一部改変)

表7　MASS トリアージ：Sort

Immediate	短時間の処置を必要とする重症な生命危機の損傷：救命の可能性大
	機械的気道閉塞 サッキング胸部損傷（開放性気胸） 緊張性気胸 気道閉塞を起こしやすい顎顔面損傷 不安定な胸部腹部損傷 不完全切断 持続する出血 全体表面積の15〜40％に及ぶⅡ，Ⅲ度熱傷
Delayed	結果のよい見込みに支障をきたさず，外科治療より時間的な遅れを大目にみることができる
	臓器損傷はあるが重大な出血のない安定した腹部損傷 デブリードマンを必要とする軟部組織損傷 気道閉塞の可能性のない顎顔面外傷 外傷性クラッシュ症候群 出血が制御された外傷性切断 固定された頸椎損傷 呼吸障害を伴わないSmoke inhalation 十分な副側循環がある血管障害 観血的整復，デブリードマン，創外固定を必要とする整形外科的損傷 大半の眼球，中枢神経系損傷
Minimal	応急手当以上のものは不要でトリアージ区域からすぐに退避させられる
	表面部分損傷 閉鎖性で合併症のない骨折 精神心理的障害 全体表面積の15％以下の熱傷 聴覚系の損傷
Expectant	限られた資源の中で加療することに正当性が得られないトリアージは不要だが見捨てられない
	反応のない穿通性頭部外傷 高位頸髄損傷 多数の解剖学的部位臓器を含むいろいろな程度のBI 全体表面積の60％以上のⅡ，Ⅲ度熱傷 多発性損傷を持った重度のショック 死戦期呼吸

（American Medical Association：Chapter 3：Traumatic and Explosive Events. Basic Disaster Life Support, AMA, 3-1-3-25, 2004 より引用して改変）

表8　MASS トリアージ：Send

負傷者区分の3つの概念
①致命的な負傷者区域
重篤な一次的BI，身体上の切断，即死例
BIによる噴火口がある
Expectant（死亡予期群）
②境界領域の負傷者区域
即死ではない 一次的BI
重症の二次的・三次的BI，熱傷，進行性の呼吸障害
最初に迅速な対応を必要とする「赤」の傷病者に焦点を置く
③軽症区域
二次的に飛来した物や落下してきた物による損傷
現場から避難させるようにトリアージする

（American Medical Association：Chapter 3：Traumatic and Explosive Events. Basic Disaster Life Support, AMA, 3-1-3-25, 2004 より引用して改変）

表9　Military Triage

一次性トリアージ

Priority system	Treatment system		
P1	T1	IMMEDIATE	1時間以内に治療が必要 救命の可能性あり
P2	T2	DELAYED	数時間待てる 安定化
P3	T3	MINIMAL	数時間後まで待機可能
P1-Hold	T4	EXPECTANT	救命のためには多くの医療資源必要 死が切迫している
Dead	Dead	DEAD	

（Kahn CA, et al.：Triage. Koenig and Schultz's disaster Medicine. Cambridge University Press, Cambridge, pp174-194, 2010 より引用して改変）

第2章 災害対応のパラダイム

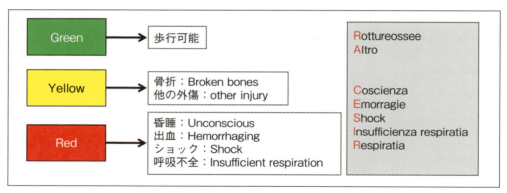

図8 CESIRA Protocol

(Kahn CA, et al. : Triage. Koenig and Schultz's disaster Medicine. Cambridge University Press, Cambridge, pp174-194, 2010 より引用して改変)

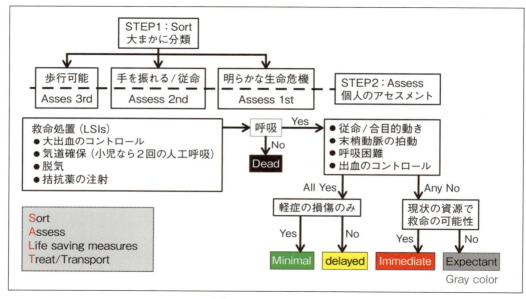

図9 SALT system

(Kahn CA, et al. : Triage. Koenig and Schultz's disaster Medicine. Cambridge University Press, Cambridge, pp174-194, 2010 より引用して改変)

⑥ SALTsystem（図9）

近年米国で考案された．小児・成人・その他すべての人に対する国内のすべての多数傷病者発生事案に対する最初のトリアージ法である．

⑦ 二次トリアージ法

● SAVE（secondary assessment of victim endpoint）

アメリカで開発された二次トリアージ法の1つである．災害現場の限られた医療資源の中で，START法終了後に根本治療のための搬送が遅れるような場合に，治療の優先順位を決める方法である．外傷の統計データから得られた種々の損傷を持つ患者の生存の可能性を評価し，このデータから消費される資源と期待できる効果の関係を

検討したものである.
① 現場における救命の可能性を考慮した上での限られた治療資源の有効利用や高度な治療が最も有効な傷病者の搬送順位を客観的にも主観的にも考慮する.
② 予後のよくない,あるいは,救命の可能性の低い傷病者に対する医療資源の制限を行う.
③ 捻挫に対する副子固定など軽症者の治療に関しては処置を行う.
④ 治療は生存の可能性が(加療したとして)50%以上であり,かつ,明らかな迅速な処置が有効な傷病者に行う.
⑤ 四肢切断指標,GCS(glasgow coma scale),熱傷の救命率を含む予後予測プロトコルで計算される.

SAVE 法は CRT の代わりに橈骨動脈触知を採用した START 変法とともに地震の被災者に対して計画された MDR(medical disaster response)企画と関連している.

早期搬送が困難で,外部からの救援もない状況下での判断であり,START 法とは異なる理念に立脚した治療の優先順位評価法である.例として『死亡予期群収容区域』には 70%以上熱傷の高齢者,『治療区域』には GCS12 点の傷病者を配置するなど,生存者率が高くなるように設計されている.

SAVE の基本は,もし,胸腔ドレナージチューブが 2 本あれば,2 本必要な 1 人の傷病者を優先するのではなく,1 本で救命可能な 2 人の傷病者に使用することである.

可能性(利益/必要な資源=価値)により評価し,以下の 3 つのカテゴリーに分類し,START 法に基づいて再評価する.
① 治療の有無にかかわらず死亡する
  例:GCS<8,バイタル不安定な胸部外傷,血圧を維持できない腹部外傷,60 歳以上は優先しない
② 治療しても,しなくても助かる
  例:軽症患者,内因性疾患
③ 限られた迅速な野外の治療が有効
  例:MESS>1,脊椎・脊髄損傷,既往歴

傷病者を観察区域と治療区域に分ける.観察区域では,死亡群と非治療群に分け,死亡群については経時的な再評価,非治療群については基礎的治療を施し,経時的な再評価を行う.治療区域では,重症度と資源と時間の関係で治療を行い,治療に反応しなければ「観察区域」に移動させる.早期搬送が有効な傷病者は速く搬送する.

● Triage Sort(表 10)

英国で開発された Triage Sieve 法と対で実施される二次トリアージ法である.多数の傷病者の搬送や治療の優先順位を決定するものである.GCS,呼吸数,収縮期血圧を用いて,RTS(revised trauma score)を算出し,至急(immediate),救急(urgent),待機(delayed)に分ける.一般的には Triage Sieve で分類された immediate 群にまず適応されるが,搬送が限られている時には,この群をさらに階層に分ける.バイタルサインが正常な気道熱傷の強い疑いのある傷病者はカテゴ

表 10 RTS に基づいた Triage Sort 法

呼吸数(回/分)	スコア
10-29	4
>29	3
6-9	2
1-5	1
0	0
収縮期血圧(mmHg)	スコア
>90	4
75-90	3
50-74	2
1-49	1
0	0
Glasgow coma scale (EMV)	スコア
13-15	4
9-12	3
6-8	2
4-5	1
3	0

スコアによるトリアージ区分	
合計スコア	トリアージ区分
4-10	T1
11	T2
12	T3
1-3	T4 Expectant
0	Dead

T4 の傷病者は T1 の治療が終わり次第,再トリアージされるべきである

(Buma AH, et al.: Triage. Ballistic Trauma. Springer, Philadelphia, pp527-534, 2004 より引用して改変)

第2章　災害対応のパラダイム

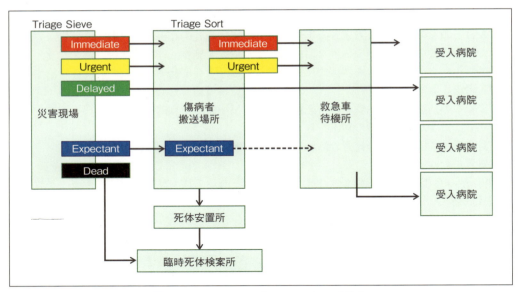

図10　Triage Sieve と Triage Sort の流れ

(Advanced Life Support Group: Triage: Major Incident Medical Management and Support 2nd. BMJ, London, pp107-120, 2002 より引用して改変)

表11　Triage Sieve と Triage Sort の特徴

Triage Sieve	Triage Sort
現場での一次トリアージ ●現場で治療の優先順位を決める ●搬送の優先順位を決める ●治療の優先順位＝搬送の優先順位ではない 例：バイタルサインの正常な気道熱傷傷病者は治療の順位は低いが搬送の順位は高い	患者数が多くないときに患者集積所や病院到着時に使用される 需要＞＞医療資源の条件下を想定して作ったものではない 生理学的評価をした後，解剖学的所見を加味し，カテゴリーを上げる 例：バイタルサインが正常な気道熱傷の根拠がある傷病者

(Rule29: Physiological triage is more consistent than anatomical triage. Disaster Rules. Wiley-Blackwell, West Sussex, pp61-64, 2011 より引用して一部改変)

リーを上げる．本来，外傷患者の治療を目的に考案されたものであり，傷病者には適切な治療を提供することを前提としているため，医療資源の圧倒的な不足はない状況下の医療救護所の中で使用される．

災害現場から搬送までの Triage Sieve と Triage Sort の流れ（図10）と特徴（表11）をまとめた．

⑧ 小児のトリアージ

小児はどんな災害時でも，特に脆弱である．小児に降りかかる災害のタイプは自然災害（津波，台風，ハリケーン，洪水，地震），科学技術災害（工業，化学，放射線），戦争，テロなど種々であり，一般的に災害時には，住居を奪われる人の75～80%は女性と小児である．

小児のトリアージの原則は，「博愛」「中立」「公平」である．

●成人との相違点

小児は，解剖学的，生理学的，免疫学的，発育発達，精神的点で成人と異なっている．小児の特徴的な事柄を理解した上で成人との相違を加味してトリアージを行う必要がある（表12，13）．

●災害時における小児への対応の特殊なニーズ

災害現場では親子を離散させないことが原則であるため，小児のトリアージは実際には独立して行えるものではない．

表12　成人との生理学的・解剖学的相違

①頭部外傷を受けやすい
②気道閉塞を起こしやすい
③低体温になりやすい
　（血圧もうまく測定できず感情的な問題もある）
④血液量の比率が少ない
⑤乳児は歩けない
⑥言語での伝達が困難で助言に協力できない

表13　成人との身体的・行動的相違

身体的相違	①カテコラミンの反応性が亢進している ②成人より正常のバイタルサインが長く続くため，生命危機の疾病の発見が遅れる ③小児のバイタルサインを解読する訓練が必要である ④成人に比して脱水になりやすいため，小児の脱水の臨床所見に留意する必要がある
行動的相違	①神経精神的に未熟である ②判断力不足がみられる ③16歳くらいで抽象的な論法が可能となるため，それ以前は抽象的な論法は通用しない ④家族の存在や行動から影響を受ける

表14　トリアージにおける小児の優先順位

①古典的トリアージ，医学的必要性
●トリアージ種別（赤・黄・緑）による医療の必要性による選別 ●特別に指定された区域での治療の実施
②精神神経的トリアージ
●感情的な支援の提供
③小児に必要なこと
●個人識別：特別な名前タグの必要性 ●両親から離れた小児の両親との再会援助 ●親戚や代理の両親 ●小児に適した家，避難所，衣服 ●適切な栄養

表15　小児に対する人道的救急事象

①感染症
②家族の死亡
③肉体的損傷
④虐待
⑤急性精神障害
⑥慢性的精神障害
⑦低栄養

---

①親が重症と判断されれば，子どもが軽症でも親と一緒に重症へ
②子どもが重症と判断されれば，親が軽症でも一緒に重症へ
③小児のみが被災者になった事例がなく，現実に適応された災害事例がない

など考慮すべき点は多い．
　トリアージにおける小児の優先順位を**表14**に示す．小児のトリアージは，病状によるトリアージだけでは不十分であり，家族と離散させないためにも支援センターの併設が望ましい．
　また，人道的な視点からみても小児は種々の影響にさらされる（**表15**）．

●小児のトリアージ法

　いくつか小児のトリアージ法が作られたが現在でも有効なものはない．JumpSTARTとPaediatric Triage Tape（PTT），Psy-STARTの3法を紹介する．

① JumpSTART（**図11**）
　START法を小児にそのまま適応すると，生理学的な正常値が成人と異なるため，過大評価になる．そのため，生理学的正常値を加味したトリアージ方法が必要となる．本法は1～8歳の小児を対象につくられたトリアージ法である．
　気道確保しても自発呼吸がない場合は「黒」とすぐに判定するのではなく，循環を確認して，循環があれば5回の人工呼吸，もしくは15秒間の人工呼吸を行い，自発呼吸が出現しなければ「黒」と判定する点と，呼吸数の正常値を15回以上40回または45回未満を正常値としている点がSTART法と異なっている．主に，米国で使用されている．本法の適応外を**表16**に示した．

② Paediatric Triage Tape（PTT，**図12**）
　身長に合わせ生理学的徴候が記載されているトリアージテープを使用して行うものである．

第2章　災害対応のパラダイム

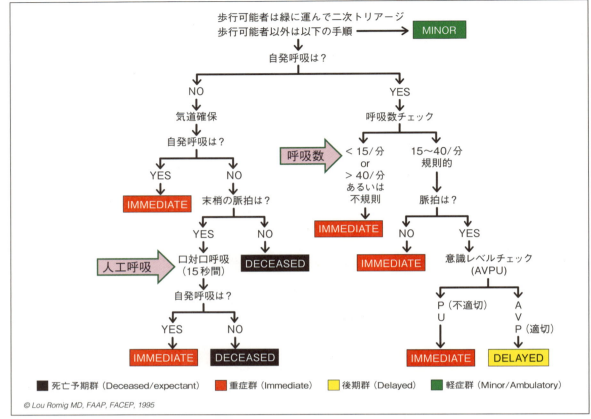

図11　JumpSTART
JumpSTARTは1～8歳に適応．呼吸がなくても末梢の脈が触れれば5回の人工呼吸．実際のMCIに使用された最近の報告はない

表16　JumpSTARTの適応外

①乳児は正常でも歩行できない
②発育・発達障害児童
③事故前には歩行できたが歩行できないような急性期の障害
④慢性疾患の既往

Triage Sieve に由来し，英国で作られヨーロッパの一部，インド，オーストラリア，南アフリカで使用されている．小児が歩行でき，覚醒していて，四肢を動かせればテープは不要で，Delayed に分類される．

③ Psy-START

救急のエビデンスから，ある程度のPTSDの危険を回避し予防する介入ができることが推測され，大規模事故での迅速な精神的健康と事故対応をするためのトリアージ法として開発されたものである．情報管理されたウェブサイトからパイロットシステムのフォーマットが得られ，オクラホマシティ連邦政府ビル爆破事件，津波などに使用され，データ解析から迅速な必要性や持続する危機を認識するために有用であることが示唆された．最初の対応者にとって，この方法論によって，もっとも外傷にさらされた小児を確認でき，そして，精神ケアの実践者は恐怖の認知と主観的な経験について小児にインタビューすることができる．

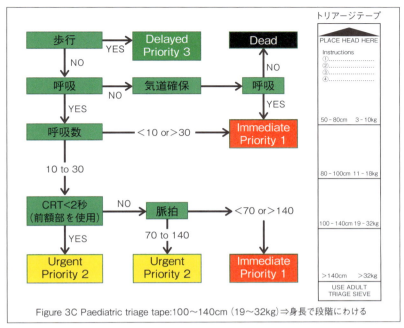

図12 Paediatric Triage Tape

(Kahn CA, et al. : Triage. Koenig and Schultz's disaster Medicine. Cambridge University Press, Cambridge, pp174-194, 2010 より引用して一部改変)

●小児トリアージ法の比較

　Wallis らの報告によるとケープタウンの赤十字小児病院外傷ユニットの 3,461 名を対象として，CareFlight, PTT, START, JumpSTART を比較検討した結果では，CareFlight が感度・特異度が優れていた．

①感度：PTT, CareFlight, START は 95％の信頼度でオーバーラップ．JumpSTART は他と比較すると 39〜46％ほど低い．

②特異度：PTT, CareFlight だけが 95％の信頼度でオーバーラップ．JumpSTART は 1％低い．

　この論文は小児のトリアージ法を比較した唯一のものであり，どれが優れているかという点では，現在いずれも勧めないと結論している．

まとめ

　トリアージは，重症度／緊急度により 4 つのカテゴリーに分類し，優先順位や搬送順位を決定する．

　一次トリアージ，二次トリアージの意味・種類を知り，対象事案の違いによって，トリアージの目的が異なることを認識して活動する．

6-2 トリアージ
―使用の実際と課題―

目 的

1. トリアージ・タグの扱いを正確に理解し，記載を正確に行うことができる
2. 各トリアージ法の信頼性・有効性を知る

表1 生理学的／解剖学的トリアージの比較

生理学的トリアージ*	解剖学的トリアージ
バイタルサインに基づく	身体的な損傷の評価に基づく
迅速で簡単	臨床的な経験の個人差から再現性が乏しい ● 迅速な判断や主要所見を見逃さない感も必要 ● 理学的所見では内部損傷の診断は困難
	脱衣が必要 ● 低体温に注意

生理学的トリアージが解剖学的トリアージより，より首尾一貫している
(Rule29: Physiological triage is more consistent than anatomical triage. Disaster Rules. Wiley-Blackwell, West Sussex, pp61-64, 2011 より引用して一部改変)

① トリアージの実際

●生理学的トリアージと解剖学的トリアージ

生理学的トリアージは，知識や経験の乏しいトリアージスタッフでも実践でき，かつ，限られた時間の中でも実践可能である．特に現場の最前線では，経験や情報は限られ，さらに著しい時間の制約の下に実施されるため，単純簡便で標準化されたものが必要となる．そのため，①患者の状態，治療の効果，部署（野外，搬送，病院など）により再トリアージを行う流動性を持つこと，②スタッフの能力によらず，また，最前線のトリアージであり熟練者の能力が必要ではないように標準化されていること，③優先のカテゴリーを定義し言葉を決めること，④優先が明確に示され，ダイナミックな過程により，すぐに簡単に変更できる，などが必要条件である．ダイナミックな過程とは，時系列および理念的には，一次トリアージ→二次トリアージ→三次トリアージ，場所的には，現場→現場および救護所→救護所があり，常に繰り返しトリアージを行うことが傷病者の状態を知るうえで大切である．生理学的トリアージは，トリアージ実施時点での傷病者の病態の把握のみによるので，傷病の経過による病態の進行が把握できないことが大きな欠点である．

解剖学的トリアージは，臨床的な検査を通して確認される傷病を源に，その検査の結果やその傷病によるその後の病態の経過に対する知識に基づいて，傷病者の優先順位を決定する．診断治療に関して高度かつ高価な方法が選択されるため，実施者には，高い能力と経験が必要とされ，トリアージ現場の最前線には向いていない．

解剖学的トリアージは，トリアージを実施した時点の傷病者の状態だけではなく，損傷のタイプや損傷によって引き起こされる状態の変化も考慮する．さらに，適切な治療により傷病者の救命の可能性も評価することができる．生理学的トリアージと解剖学的トリアージの比較を表1に示した．

●治療効果のトリアージ

治療効果のトリアージは，健康や生命の維持に

表2 生物学的/解剖学的/治療効果のトリアージの利点と欠点

	利点	欠点
生物学的トリアージ	・限られた知識と経験で可能	・トリアージの時点の状況であり，損傷が導く今後の変化が評価されない ・現場では，level2 MI の場合，重症で生存の可能性が低い者の優先順位が低い ・病院では，level2&3 MI の場合，手術や集中治療の優先を決めるのは不利
解剖学的トリアージ	・正確な臨床所見に基づく ・デンジャーゾーンへの損傷 ・現在の状態だけではなく，予想される状況の変化も考慮	・臨床経験と能力が必要とされる
治療効果のトリアージ	・健康と生命に最大の影響を与える診断や処置の優先順位を決める ・影響が少ないものは優先順位が低い	

(Montan KL : triage. Medical responses to major incidents and disasters. Springer-Verlag, Berlin, pp63-75, 2012 より引用して一部改変)

最大の効果を上げる診断や治療を優先し，効果の低い者は優先順位を下げるものである（**表2**）．治療の効果は，治療を実施した場合としない場合の予後の相違と定義している．以下に具体的に例を挙げて説明する．

【症例】（図1）

傷病者は6名で，自損の交通事故である．

現場でのSTART法では，傷病者①は緑，傷病者②は黒（正確にはJumpSTARTでは，15秒間あるいは5回の人工呼吸を行い，自発呼吸がなければ黒），傷病者③と④は赤，傷病者⑤は黄色（呼吸循環はよいが従命が入らない），傷病者⑥は緑（確かに片側の下腿骨折はあるがおそらく歩行は可能）と判定される．

多数傷病者発生事故（MCI）の場合では，最も緊急性が高いのは，②と④と判断され，早期搬送が試みられるが，災害時では医療需要と資源の不

	損傷部位	所見と症状	START
①	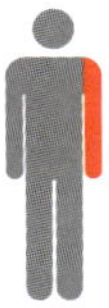	成人男性．開放性前腕骨折がある．車から車外に脱出し安全地帯まで歩いてきた．	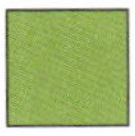 緑
②	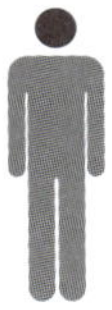	1歳くらいの女の子．脈は触れるが反応がなく，徒手気道確保でも呼吸がない．	黒
③	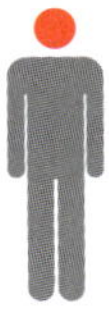	4歳くらいの男の子．誰かが事故車の中から救出してくれて，車の脇の地面にいる．反応がなく，瞳孔は5/5mmで対光反射がない．10回くらいの不規則な呼吸があり，CRTは2秒未満である．	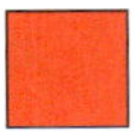 赤
④	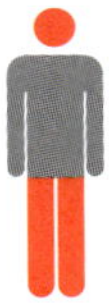	成人女性．下半身を車に挟まれ弱い自発呼吸が8回程度ある．反応がなく，CRTは2秒以上である．前頭部の骨が陥没して一部脳組織のようなものがみえる．	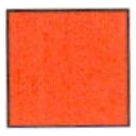 赤
⑤	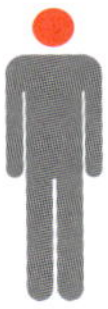	10歳くらいの男の子．シートベルトをしたまま泣いている．不穏状態が強くシートベルトを自分ではずせなくて，いうことを聞かずに手足をバタバタさせて暴れている．バイタルサインも取れない．皮膚は紅潮して（この子はひっくり返っている），みた目に怪我はない．	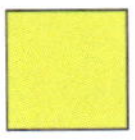 黄
⑥	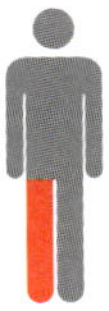	10歳くらいの男の子．車の後ろに車のシートと荷物に挟まって泣いている．明らかに真ん中あたりで曲がっている右下腿をかばっている．応答は正常で，「ママはどこ？」と繰り返しいっている．CRTは2秒未満である．	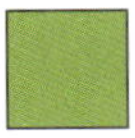 緑

図1 自損事故のトリアージ例

均衡の中で救命率を上げるため，応急手当の順番は必ずしも②④さらには③は優先されず，⑤⑥が優先される状況もある．このように，傷病者自体を選別することは，各トリアージ方法に従えば容易であるが，その結果の治療・搬送の優先順位決

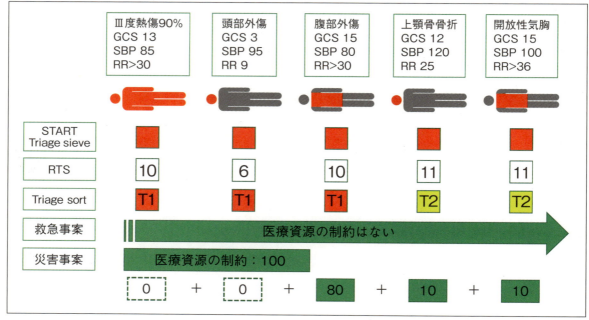

図2 医療資源の制約と治療効果のトリアージ

(Montan KL: triage. Medical responses to major incidents and disasters. Springer-Verlag, Berlin, pp63-75, 2012 より引用して一部改変)

定は，どの程度の医療需要と資源の不均衡なのかにより判断が困難な場合もある．

すなわち，図2に示すように医療資源の制約下という条件の中で，持てる医療資源でいかに救命率を上げるか，を考えながらトリアージを行うことが治療効果のトリアージである．

② トリアージ・タグの使用法

● トリアージ・タグの原則
  ① 被災者全員をトリアージする
  ② トリアージが行われた被災者にトリアージ・タグを装着する
  ③ トリアージ・タグはカルテの一部にもなり，短時間で必要十分な情報を記入しなければならない
  ④ 装着部位は決められており，右手首→左手首→右足首→左足首→首の順である．タグが外れる恐れがあるため，衣類などに装着してはいけない
  トリアージ・タグを持っていない時には，傷病

---- 代替法例 ----
① トリアージカラーのリボン
② 洗濯バサミや安全ピンで紙タグを張り付ける
③ 口紅や油性ペンでおでこに印（R, Y, G, B）

● これらの代替法は東京地下鉄サリン事件で使用されたといわれる
● 初めて使用したのは東京消防ではなく聖路加国際病院か
● 大きなカラー洗濯バサミを使用したばかりでなく，乾式除染／湿式除染も区別した
● 海外ではN（核物質）災害時に使用するSTARDOM-CCP systemがあり，赤，黄，緑，黒の洗濯バサミ（1個=5セント）が売られている．また，白（乾式除染），青（湿式除染）のように除染の有無もわかる

図3 トリアージ・タグの代替法

(Iserson KV : Vital sign, measurement, and triage : Imprvised medicine. McGraw-Hill Companies, New York, pp63-82, 2012 より引用して一部改変)

者の額にカテゴリーのシンボルマークのR, Y, G, Bを書いたり，色付きリボンを付けるなどの方法も知っておくと便利である（図3）．

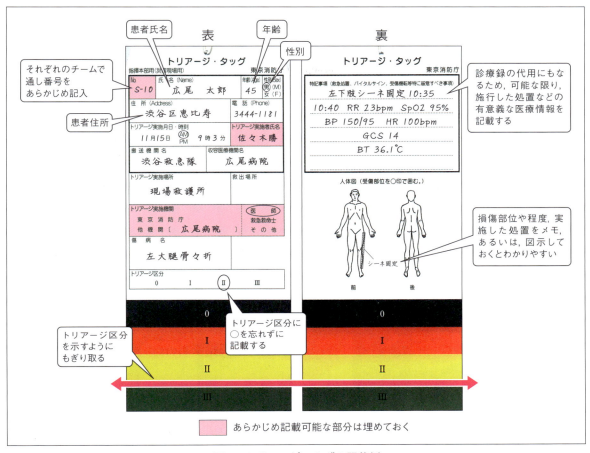

図4 トリアージ・タッグの記載例

●トリアージを行うメンバー

　一次トリアージでは2名1組で行うのが理想である．1名がトリアージ担当，他の1名がタッグの記載を担当するのが基本であるが，救護所内，搬送車両内などでは，1人でも記載が可能なよう熟知しておく必要がある．

●トリアージ・タッグの記入例（図4）

　あらかじめ，記載可能な項目は記載しておく．後からでも，トリアージした傷病者数をわかるように，ナンバーは派遣チームの統一ナンバーにする．また，もぎった部分は捨ててはいけない．これを用いて，各トリアージ区分の人数を把握する．

●トリアージ区分が変化した場合

　①軽症への変化（図5）

　軽症化した場合は，同じ部位にもう1枚タッグをつける．違う部位につけてしまうと混乱の元である．同じ部位に数枚重なっている場合は，経過中少なくとも一度は軽症化したことを意味する．

　②重症への変化（図6）

　トリアージ区分の記載した箇所を二重線で消し，判定したカテゴリーに○印をつけ，相当とする部分をもぎればよい．

●身元確認部分の複写紙について（図7）

　トリアージ・タッグにある複写紙部分の利用法は以下のとおりである．

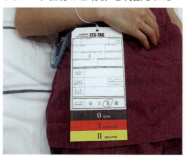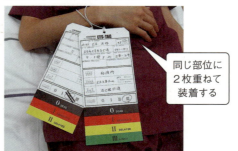

図5 トリアージ区分が軽症へ変化した場合

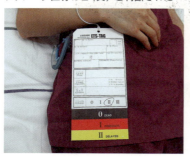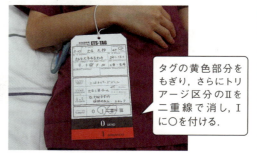

図6 トリアージ区分が重症へ変化した場合

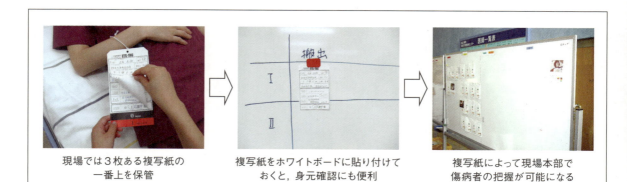

図7 複写紙による傷病者の確認方法

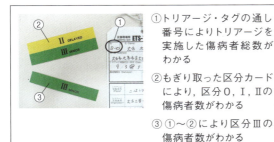

図8 一次トリアージ現場での
傷病者数の確認，把握方法

①トリアージ・タグの通し番号によりトリアージを実施した傷病者総数がわかる
②もぎり取った区分カードにより，区分0，Ⅰ，Ⅱの傷病者数がわかる
③①〜②により区分Ⅲの傷病者数がわかる

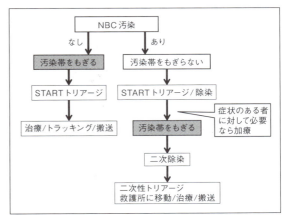

図9 NBCトリアージフロー図
(http://sc-ems.com/ems/NuclearBiologicalChemical/
TriageTags/Triage%20Tags.pdf より引用して一部改変)

①複写紙の1枚目は現場にて一次トリアージ後，搬出直前にはぎ取る．
②複写紙の2枚目は搬送救急隊にて，病院到着時にはぎ取る．
③3枚目のタグは医療機関にてカルテとして使用する．

はぎ取った身元確認部分の複写紙は各トリアージ場所で保管しておく．

● トリアージ区分カードによる傷病者数の確認，把握方法（図8）

通し番号ともぎり取っ区分カードから，トリアージした傷病者数とトリアージ区分の人数がわかる．

● NBC災害用トリアージ・タグ

NBCトリアージはまず，安全確認，汚染の有無の確認から始まる（図9）．汚染傷病者への対応は，認知→トリアージ→蘇生→除染→根本治療とつながる．救護所では，

A：airway（気道確保）
B：breathing（呼吸）
C：circulation（循環）
D：drug（拮抗薬・解毒剤）
D：decontamination（除染）

が必要とされる．死亡に至る時間の平均は，神経剤や血液剤のシアン化合物で30分以内，窒息剤のホスゲンで24時間以内，マスタードで4〜12日といわれている．都立広尾病院では地下鉄サリン事件での経験を活かし，NBC用トリアージ・

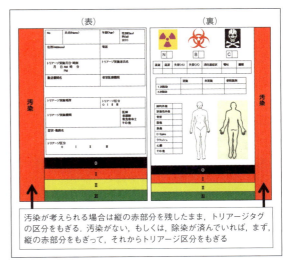

図10 NBC用トリアージ・タグ：広尾方式

タグ（図10）を作成した．通常のタグの横に縦に『汚染』の赤い帯を作り，汚染の有無が一目でわかるよう工夫している．

NBCトリアージ現場では，レベルAのPPE装着のため，タグを書くことも制限されてしまう．洗濯バサミでタグを代用するなど工夫が必要である（図11）．

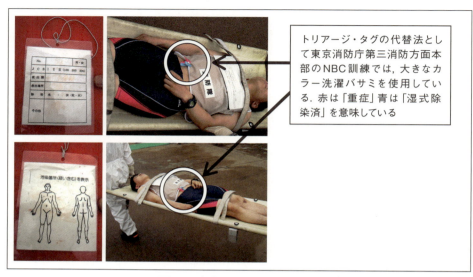

図11 東京消防庁のNBC訓練

③ トリアージの信頼性・有効性

これまでトリアージが，
①最適な資源の有効利用
②（結果としての）最良の予後
③現場での資源の最適な分配
④（予期した）理想的な予後

に貢献したという高い確証は得られていない．

その現状において，有効性の評価は以下の項目で判断される．

①基準に従って正確にトリアージが実施されること
②感度：true positive

1－感度＝false negative であり，過小評価の指標となる．感度が高いということは過小評価が少ないことを意味する．

③特異度：true negative

1－特異度＝false positive であり，過大評価の指標になる．特異度が高いということは過大評価が少ないことを意味する．

④ positive likelihood ratio（LR＋）

感度／（1－特異度）＝true positive/false positive の式で表わされ，真の陽性と過大評価の大小の比率であり，確率≧10，信頼度≧3である．

⑤ negative likelihood ratio（LR－）

（1－感度）／特異度＝false negative/true positive の式で表され，過小評価の大小と真の陽性の比率であり，除外確率≦0.1，除外信頼度≦0.3である．

信頼性（reliability）は Intra-rater（同じスコアで短時間に2回），Inter-rater（同じ対象に異なったスコア）で検討する．

● 鋭敏さの指標

鋭敏さもトリアージの信頼性・有効性を示す指標の1つであり，以下の2法が好まれる．トリアージによる重症度判定が，これらの指標からみた予後と相関するか，否かが検討される．

① ISS（injury severity score）

損傷部位を6部位（頭頸部，顔面，胸部，腹部および骨盤内臓器，四肢および骨盤，体表）に分けて，AIS（abbreviated injury scale）を基に多発外傷の重症度を評価するスコアである．各部位，最高のAIS重症度スコアの中から，上位3つを抽出しそれぞれを2乗して合計し

た値で評価する．最大値は75点であり，ISS15点以上は重症，もしくは重症化の可能性があるため，入院による治療や経過観察が必要とされる．本法は解剖学的評価のみを行い，バイタルサインのような生理学的評価は加味しない．来院時すでにショック状態の患者と血圧が保たれている患者の区別ができないため，病院前での重症度判定には利用できない．

② Baxt Criteria 変法
- 胸腔減圧（胸腔穿刺，ドレナージ）
- 血圧低下（＜90mmHg）あるいは橈骨動脈触知不能のための輸液
- 輸血
- 補助換気あるいは気道確保
- 脳の画像診断を伴う侵襲的な中枢神経のモニタリングや他の頭蓋内圧亢進の症状の証拠
- 非整形外科的な手術（骨盤固定を除外）

以上7項目に関して，
- 優先順位
- 到着から6時間以内
- 医療資源活用の計測
- 早急な生命危機

から検討する．

●各トリアージ法の信頼性と有効性

主なトリアージ法の信頼性，有効性を**表3**に示した．Garner らは1,144名の外傷患者で START, Triage Sieve, CareFlight を比較検討し，START, CareFlight が Triage Sieve より有効と報告した．Sacco らは，あらゆる状況下の予測では STM による生存予測は START より高いと述べた．

●各トリアージ法の感度と特異度

START, CareFlight, Triage Sieve の感度と特異度を**表4**に示した．Trauma Score は，元来外傷後の死亡率を予測するものがゆえ，搬送や治療における患者の優先順位を評価する感度は他より低く，そのため災害における Triage Sieve の感度は低い．

過小評価の許容範囲は5%以下，過大評価の許容範囲は50%以下とされている．Wallis & Carley による3,461名の12時間以内の ISS, NISS (NewISS), LSI (life-saving intervention) を用いての比較検討や NISS>15 の immediate 群を用いての比較から，本来「赤」の傷病者が「黄」や「緑」と過小評価されるのは，呼吸の観察が不十分であり，本来「黄」や「緑」が「赤」と過大評価になるのは脈拍の観察が不十分であるからと報告している（**表5, 6**）．傷病者にとっては，過小評価は不利益を産むため，呼吸数の観察は特に留意することが望まれる．

① 過大評価と過小評価の適正値（**図12**）

一般的には災害時において傷病者の程度別割合は，軽症60%，重症20%，中等症20%，死亡予期群数%といわれている．過小評価の許容範囲は5%以下，過大評価の許容範囲は50%以下，Trauma Score は，外傷後の死亡率を予測するものであり，搬送や治療における患者の優先順位を評価する感度はより低い．START 法では，中等

表3 信頼性と有効性

	時間(秒)	使用地域	信頼性	有効性	全ての災害に適応可能か？
START	60	北米	NO studies	比較予測	NO (CBR はNO)
Triage Sieve		英国/オーストラリア	NO studies	比較	NO
Care Flight	15	オーストラリア	NO studies	比較	NO
STM	45	北米	NO studies	予測	NO
Jump START		北米	NO studies	比較	NO
PTT		英国/オーストラリア	NO studies	比較	NO

(Jenkins JL, et al. : Mass-casualty triage: time for an evidence based approach.Prehospital and Disaster medicine 23 (1) : 3-8, 2008 より引用して改変)

表4 トリアージの有効性

	感度(%)	特異度(%)
START	85	86
CareFight	82	96
Triage sieve	45	

(Wiseman DB, et al. : Triage for the Neurosurgeon. http://www.medscape.com/viewarticle/431314_print / Hogan DE, et al. : Triage Disaster Medicine. Philadelphia, pp10-15, 2002 より引用して改変)

表5 過小評価／過大評価の原因

実験モデル＼Mistriaged	赤	黄	緑	計
赤		RR 1	RR 1	2
黄	RPM 5		RPM1	6
緑	RPM 3	RPM 16		19
計	8	17	2	27

■ 過小評価, ■ 過大評価

(Miller K : Triage Tag Data : JWA Air Ex 2008 MCI Triage & Victim Transport. START triage : Performance under operational conditions. http://www.integratedtrainingsummit.org/presentations/2009/main_training_summit/49_-_clinical_evaluation_of_disaster_patients_2a_-_triage_2b_-_evidence_based_diagnosis_-_miller.pdf より引用して一部改変)

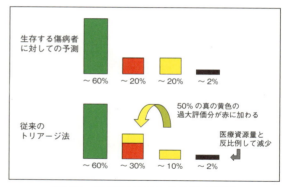

図12 START法における過大評価

(Andrew R : Triage. Disaster Medicine. Mosby. Philadelphia, pp283-290, 2006 より引用して改変)

表6 感度と特異度

感度が高い ⇒ 過小評価が少ない
特異度が高い ⇒ 過大評価が少ない

	感度(%)	特異度(%)
CareFlight	31.5	99
PTT	26.1	98.9
START	22.3	97.8
JumpSTART	2.4	77.3

(Jenkins JL, et al. : Mass-casualty triage: time for an evidence based approach. Prehospital and Disaster medicine 23 (1) : 3-8, 2008 より引用して改変)

表7 JWA航空機事故搬送データからの過大評価と過小評価の検討

	感度	特異度
赤	0.9	0.74
黄	0.68	0.95
緑	0.74	0.95

実験モデル＼Mistriaged	赤	黄	緑	計
赤		RR 1	RR 1	2
黄	RPM 5		RPM1	6
緑	RPM 3	RPM 16		19
計	8	17	2	27

■ 過小評価, ■ 過大評価

(Miller K: START triage. Performance under operational conditions. http://www.integratedtrainingsummit.org/presentations/2009/main_training_summit/49_-_clinical_evaluation_of_disaster_patients_2a_-_triage_2b_-_evidence_based_diagnosis_-_miller.pdf より引用して改変)

症の半分が重症に加わるため，重症30%，中等症10%になる．過小評価を10%程度にするには，50〜60%の過大評価が必要となる．

②JWA航空機事故搬送データからの過大評価と過小評価の検討 (表7)

JWA航空機事故搬送データ (Triage Tag Date ; JWA Air Ex 2008 Triage & victim Transport) から赤，黄，緑の各々の感度/特異度は，0.9/0.74，0.68/0.95，0.74/0.95であった．個々のトリアージの評価について調査検討すると，実際は赤なのに黄あるいは緑とした過小評価は2例あり，実際は黄および緑なのに赤と判断した過大評価は8例あった．

④ トリアージに使用される観察所見項目の課題

トリアージの際に把握する所見項目について，
①重症患者を同定する感度・特異度の中で優れたスコアはGCS (glasgow coma scale) である．特にGCSの中でMスコアである
②呼吸数は有効であるが，最近の報告ではカットオフ値として呼吸数30以上は議論があり，20台半ばにするほうがよい

表8 生理学的観察所見のパラメーター

	歩行可能？	呼吸の有無	灌流/脈拍	従命	運動
START		呼吸数	橈骨動脈		
Triage Sieve		呼吸数	毛細血管充満時間		
Care Flight		有/無	橈骨動脈		
STM					

灰色部分は各種トリアージ方法で使用する生理学的観察所見の項目を示している
(Jenkins JL, et al. : Mass-casualty triage: time for an evidence based approach. Prehospital and Disaster medicine 23 (1) : 3-8, 2008 より引用して改変)

などの検討課題も報告されている．

各種トリアージ法の生理学的観察所見のパラメーターを表8にまとめた．

⑤ トリアージをめぐる法的な課題

トリアージの実施に伴う補償問題の主な争点は，①医師の注意義務の内容・程度，②医師が行った行為と患者の死・障害との因果関係である．2002年3月に発表された厚生科学特別研究事業『災害時の適切な Triage 実施に関する研究：平成13年度総括研究報告書』（主任研究者：有賀　徹）によれば，善きサマリア人の法定理により，刑法上は免責される可能性が高いこと．また，トリアージの実施者については，①搬送順位優先説，②拠点病院体制確立説，③形式説により，その正当性が保たれると報告している．

わが国の法律は明治時代以降，欧米法を継受して制定し，発展してきた．制定法主義の大陸法と判例法主義の英米法の内，わが国では制定法主義を採用してきた．

民法上，「カルネアデスの板」に例えられる避難行為をした者が他人に与えた損害賠償責任を負わないという『緊急避難』と，「余計なお節介」や「善きサマリア人の法定理」に代表される管理行為により生じた本人の損害について管理者は賠償責任を負わないという『緊急事務管理』がある．

『事務管理』は，頼んでもいないのに自分の生活圏に入り込んでお節介を焼いてもらった結果，

救急隊員およびバイスタンダーの心肺蘇生術について

大多数の法律家
民法698条に規定する緊急事務管理に当てはまると考えている．この条文の規定に従って，その効果，すなわち重過失がない限り責任は負わないと主張している．

それでも不十分と考え，だれもが応急手当てを安心して進んで実施できるような社会にするため，アメリカで発展してきた『善きサマリア人の法定理』をこの場面に限って導入してはどうかと救急医が主張している．

アメリカには，ドイツ法で規定している緊急事務管理の規定が存在していないため『善きサマリア人の法定理』が生まれた！！

図13　緊急事務管理と善きサマリア人の法定理
(橋本雄太郎：法の継受〜欧米法と日本法〜．プレホスピタル・ケア　25 (3)：80-84, 2012 より引用して改変)

事実上利益を受けた人とお節介を焼いた人の関係を適正に規律しようとする法理である．緊急時の場合には，

- 管理者が本人のために支出した有益費を支払う必要がある
- 管理者は本人のために支出した有益費用の償還を請求できる
- 本人は管理者に対して報酬支払義務がない
- 本人の意思ないし利益に反する管理方法であっても管理者に悪意または重大な過失がなければ事務管理の規定が適用される

例として，バイスタンダーと傷病者との関係が『民法698条　緊急事務管理』の関係に相当する．恐らくトリアージもこの範疇に入ると考えられる．

しかしながら，これでは不十分で，さらにより積極的にお節介を焼いた人，親切行為をした人を尊重し，それらの行為を推進しようという考え方が米国全50州，ワシントンDCで採用されており，『善きサマリア人の法定理』と呼ばれている．わが国の民法はそこまで積極的に推進させようとまでは考えておらず，大陸法（特にドイツ法）の考え方を受け継いで，事務管理の制度を採用して

おり，米国法の考え方である『善きサマリア人の法定理』に関しては，民法をはじめとする成文法はもちろん，判例においても採用されていない．救急隊員やバイスタンダーの傷病者との関係を図13に示した．

以上から，トリアージに関しては，バイスタンダーと傷病者の関係同様，『緊急事務管理』が適応されると考えられる．

まとめ

トリアージ・タグの記載，トリアージ・タグの扱い方のルールを理解し，トリアージ・タグを適切に扱うことができるよう日頃から訓練する．

トリアージの信頼性・有効性は文献上，未だにどのトリアージ方法も満足のいく結果は得られていない．トリアージ実施の際には，赤は呼吸数の評価不十分による過小評価，黄・緑は脈拍の評価不十分による過大評価が起こる可能性が高いといわれており，技術的な習練が必要である．また，医療職からみたトリアージは除外トリアージであるが，被災者側からみたトリアージは包含トリアージである．視点が異なることにより解釈が異なるため，日頃からこの乖離を説明することが法的な問題の発生予防になる．

Column
●特殊な状況のトリアージ

人類に影響を及ぼす救急事例でのトリアージとして，Triage in humanitarian emergencies が挙げられる．人道的救急（humanitarian emergencies）とは，①健康や経済あるいは政策の変化をきたす自然・人為的災害，②基本的必需品を持っていない者を対象とし，外部の人間は必需品の提供を妨害するという特徴を持つ．

人道的救急におけるトリアージの特徴としては，
①最良の生存の好機に対しての国際的な法律が必要とされる
②好機とはトリアージを意味し，必ずしも生存を意味するのではない
が挙げられる．

疫学的には，以下の特徴が挙げられる．
①非現実的トリアージであるため，本来生存可能な人達に関して認容できない死亡率が発生する
②不適切な外科的処置は何もしないことより悪い
③絶望的状態は死亡に等しい

7 救出

目的

1. Urban Search & Rescue（US&R）：救出救助の基本とは？
2. 災害現場でのCSM対応について学ぶ
3. 一部しかみえない，あるいはみえない患者の身体の評価方法を知る
4. 野外の四肢切断について学ぶ

1 救出

災害直後の数分から数時間は一般市民，友人，家族，近隣住民が捜索と救助の主役となる．救助者は"助けて"という声を聞いたり，生命徴候をみつけたり，情報により人の居場所を推測したり，救助犬，内視鏡，熱センサーなどによって，被災者の居場所を探し出す．

災害発生から6時間以内に全体の半数が救出され，6時間以上瓦礫に挟まれて生存していた場合では50%のみが救出されるといわれている．発災後早期の救出に関しては一般市民の役割はとても重要である一方，適切な装備や技術もなく危険である．しかし，救出する人たちが，万が一負傷したとしても，より多くの瓦礫の下の傷病者の命が助かるのが実態である．

● 救出時におけるシビリアンパワー

一般的には公助7割：自助1割といわれているが，現実的には自助7割：公助1割（阪神・淡路大震災では自力脱出：78.7%，公的機関：4.8%）と報告されている．

この原因の1つとして，公助が戦前の"家"制度や"隣保組織"を戦争遂行などの国家的達成の下部機構として排除されてきたことを挙げる者もいる．

2 建物の崩壊によって生じるコンファインド・スペースのタイプ

瓦礫の下のコンファインド・スペース（Confined space：閉鎖空間）の形には，3型考えられる（図1）．この空間に傷病者が閉じ込められることに

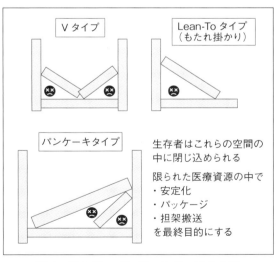

図1 コンファインド・スペースの3型

(Goodman CG, et al. : Urban Search and Rescue. Disaster Medicine. Lippincott Williams & Wilkins, Phiadelphia, pp72–85, 2007 より引用して改変)

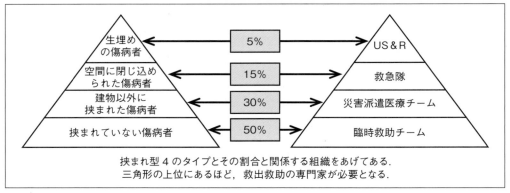

図2 傷病者の状況と救助に必要な組織

(Brakhage C, et al. : Victim Conserns. Urban Search and Rescue in Collapsed Structures. International Fire service Training Association (IFSTA). Oklahoma, pp78-80, 2005 より引用して改変)

なる．救出の際にはこのタイプを考慮して救助活動を行う．

③ 救出される傷病者の状況

コンファインド・スペースから救出される傷病者は4つの状況に分けられる．

① 挟まれていない傷病者

落下物，転落，爆発などによる負傷が考えられ，治療のために安全な場所に移す．大抵は，現場にいる一般市民が傷病者を救出する．

② 建物以外に挟まれた傷病者

屋内の収容物や家具の残骸などに挟まれており，通常の装備で救出可能である．治療のために安全な場所に移す．

③ 空間に閉じ込められた傷病者

建物崩壊で出来た空間に閉じ込められており，空間は支柱により安定している．救助犬もしくは電子機器（ファイバースコープ，熱センサーなど）で被災者を探す．可能であれば，治療のために安全な場所に移す．大抵は4時間以内に救出される．

④ 生埋めの傷病者

構造物の一部に挟まれており，救出には4時間もしくは8時間以上かかる．死体の移動や動物の捜査など救急以外の活動は慎む．

以上の4つの状況に対して，救助するにはどのようなチームが必要かを図2に示した．

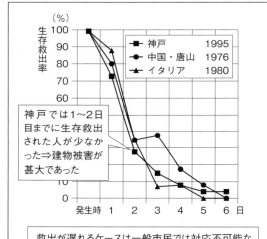

図3 生き埋め者の生存救出率

(鵜飼 卓：阪神・淡路大震災の経験から新たな災害医療システムの構築へ．救急医療ジャーナル 14, 1995 より引用して改変)

④ 救出者の生存曲線

救出者の生存曲線をみると，発災後48時間までが限界のように思われる（図3）．この48時間までの時期における救助の担い手は，救急救助隊のような専門職ではなく地域住民である．

一般的に3日以降の生存救出例が減少するこ

とから,「1～2日に生存救出された人が少ない」場合は,地域住民の自助努力では救助できないほど建物被害が甚大であったことを意味する.阪神・淡路大震災(兵庫県)では窒息・圧死3,979人,外傷性ショック死425人であり,外因死5,483人の約80％を占め,さらに災害関連死は6,434名中919名に及ぶ.2004年の新潟中越地震では68名中51名,2007年の能登半島地震では該当者なしと災害ごとに差も大きい.災害関連死が自然災害の中でも,震災のみで認定されているためである.

⑤ 瓦礫の下の傷病者の生存率に影響を与える2大要因

「迅速な救出」「24時間以内の医療サービスの提供」の2因子が生存率を上げるといわれており,米国のUS＆Rでは3日以内の救出が「Golden day」と呼ばれる.

6日間やそれ以上生存した例も報告されているが,瓦礫の下に閉じ込められた被災者は数分から数時間以内で死亡するのが一般的である.この時間内の現場での医療不在に貢献する目的を持った医療チームがDMATやMDRTである.

⑥ 救出現場の安全確認

現場に潜む危険として,倒壊,有害物質,ガス,異常な温度環境,感電,酸素欠乏などが挙げられる.救出救助部隊はまず,空間が崩壊する危険がないことを確認する.その上で,すべての危険物(CO,可燃性ガスなども含む)を認識し,現場の安全が確認されてから救出救助を実施する.

⑦ 救出救助部隊

米国には瓦礫救助を専門とする特殊救助部隊US＆R(urban search ＆ rescue)が28部隊存在し,すべて国土安全省の管理下にあり,どの地域でも迅速に,6時間を目途に展開できるよう設計されている.以下にそのシステムと役割をベースに瓦礫現場における救出救助の基本を概説する.

US＆Rの特徴は次の2点である.
①災害現場において資器材も含め72時間対応可能である
②4つの部門(捜索,救助,医療,技術)から構成され,1科2人構成で38科ある(図4,5)
- 捜索:瓦礫の下の傷病者を発見(位置確認)する
- 救助:瓦礫の下の傷病者を救出(移動)したり,構造物を支える手伝いをする
- 医療:医師と救急救命士で構成され,傷病者と救助部隊のメンバーへの応急処置,瓦礫の下にいる傷病者,けがした救助犬への処置を行う
- 技術:地域の資源を調整しながら,構造物のチェックと支え,危険物の認識,通信を担当する

災害医療の専門家は,特殊なUS＆Rの指令のために,医学的な助言や支援,もしくはUS＆Rによって救出された傷病者への医療を提供する.

日本ではUS＆Rのシステム自体はないが,消防隊・レスキュー隊・DMATなどがこの役割を担っている.

⑧ 救出救助の5つの段階

以下の5段階に沿って,円滑な活動が行われる.

ステージ1:対応,程度を知り偵察

傷病者からの応答の有無や偵察を行う.また,瓦礫の表面にいる傷病者の救出を行う(これは最初の救助者の技能である).

ステージ2:見えている者の救出

瓦礫の表面に倒れている傷病者の迅速な救出を行う.

ステージ3:閉じ込められた者の救出

瓦礫中にありそうな空間を探検し,その空間を支え,その空間からの救出を行う.この作業は捜索チーム(3名)とサポートチーム(3名)が請け負う.

ステージ4:選択的な瓦礫の除去

救出救助のためにじゃまになる残骸を除去する.

ステージ5:全体的な瓦礫除去

その他の一般的な残骸を除去する.

第2章　災害対応のパラダイム

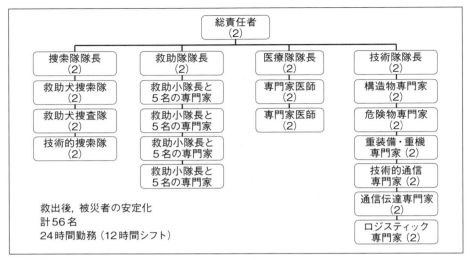

図4　US&Rの編成図

（Goodman CG, et al. : Urban Search and rescue. Disaster Medicine. Lippincott Williams & Wilkins, Phiadelphia, pp72-85, 2007 より引用して改変）

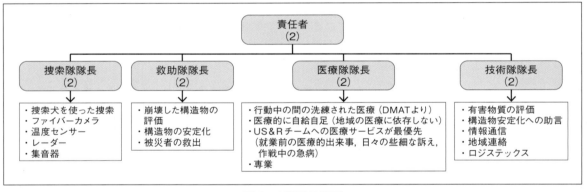

図5　4部門の役割

　捜索チームの責任者はまず，最も被災者が生きていそうな空間を持つ建物に優先順位をおき，最も安定した空間に対して，最小の危険で大きな穴をあけることを計画する．

　瓦礫の下から救出したら可能な限り傷病者と接触し，患者評価をし，脱水，ショック，クラッシュ症候群，塵肺吸入などに対する応急手当を実施する．傷病者の確認とその人から聞いた他の生存者の捜索も行う．救出された傷病者からの情報，特に救出場所，外傷の種類，崩壊前一緒にいた人の存在，崩壊の原因は救出活動の大きな助けになる．

⑨ 瓦礫の下の医療（Confined Space Medicine : CSM）

　CSMの基本は，救助者の安全が第一優先であること．その上で，活動の目的はあくまでも「救出」であり「治療」ではないことを知り，救出までに必要な最低限の医療処置のみを行う．余計な処置はいたずらに時間を浪費し，救助活動の妨げにもなるため，できること，できないこと，必要なこと，必要でないことを見極め活動する（**表1**）．

　地震では構造物の崩壊のため傷害が発生するこ

表1　CSMの基本

①安全管理
②状況評価
③消防機関（特に救助隊）との連携
④事前準備と活動計画
⑤ボイスコンタクト
⑥必要最小限の医療処置
● 頸椎損傷
● 整形外科的・軟部組織損傷（挟まれていた時間によるクラッシュ症候群，コンパートメント症候群）
● その他（低体温，脱水，気道障害，脱水・栄養障害）
⑦救出後の活動計画

と，死亡原因は，多発外傷，粉じん窒息，頭部外傷であることを認識し，救命のためには，より早期の傷病者のバイタルの安定を図る．

救出・救助で考慮すべきこととして，バイタルサインの安定，骨折部の固定など，疼痛コントロール，傷病者との協力（傷病者を安心させる），特別な救助・救出技術がある．

さらに，US＆Rならではの要点もある．
① Scoop-and-run（迅速な救出と搬送）は成立しない
② もっとも大事な施策はクラッシュ症候群による心臓合併症，腎不全を防ぐことである
③ 気道が確保されたら，呼吸循環に注意を払い，頸椎固定，骨折の固定を行うが，接近できるところから優先する

● CSMの5つの段階

現場の安定が得られ，傷病者に接触でき次第，医療チームは傷病者の病態の評価・治療を行うことが原則である．
① 最初身体の一部しか見えていない場合，瓦礫の下から救出されるまでは，その見える部分で評価すること．また，患者の状態の評価の上で，救出の優先順位を救助チームに進言することも重要な役割である．
② 最初の評価は，呼吸障害，脱水，クラッシュ症候群，骨性損傷，熱傷，体温異常である．
③ 医療チームが傷病者に対し，医療上は責任ある立場となること
④ 医療チームであり救助チームではないこと
⑤ 瓦礫除去後，傷病者移動後は再評価を行うこと

⑩ 救出救助の優先順位の判断

瓦礫の下の傷病者の中から，誰を一番先に救出するかは最も重要な判断である（図6）．

● 傷病者の評価

① 可及的速やかに傷病者情報を得る
● 傷病者自身の情報（年齢・性別・既往歴など）
● 環境（構造物を含む）の危険性，危険物の有無の情報

傷病者を発見した場合は傷病者から直接に聞き取り，傷病者が発見できない場合は大声で叫び，返事の有無などのやり取りから情報を得る．最初は患者と直接接触できないため，声かけやファイバースコープを経由して評価することが大切である．

② 環境モニターを活用する
● ガス（COなど），埃など
● 救助者のモニターも（疲労，脱水など）
③ 可能な限り早期に傷病者とボイスコンタクトをとり，状況と状態を評価する
④ 救助時間短縮のための効果的評価と治療を考慮する
⑤ 救助活動と共に，傷病者評価を継続し処置を行う
⑥ 可能な限り素早く安全に救出するために患者の筐体のみならず全体活動の評価が重要である

傷病者に直に接触できない場合や身体の一部しかみえない場合の患者の評価は，身近なSpO$_2$モニターや，ファイバースコープ，熱センサーなどを駆使して評価する（表2）．同じような挟まれ状況である場合は，バイタルサインから待てると判断したなら，待機的救出も考慮する．

● 傷病者に懸念される事項

低体温，脱水，イレウス，嘔吐，サードスペースへ液体貯留，クラッシュ症候群／緊縛状態による横紋筋融解には，特に気を配る．

低体温は，閉じ込められた要救助者の90％に発生する．放射，呼吸による気化，気流による環

第2章　災害対応のパラダイム

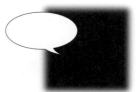

呼び掛けに反応はないが手が見え，脈が触れる　　呼び掛けに反応はあるが身体は見えない　　呼び掛けに反応はなく足背動脈も触れない

| パルスオキシメーターが有用 | ファイバースコープが有用 | 黒タグであり，救出は最後になる |

C（循環）は足背動脈で推定，B（呼吸）はSpO_2で推定　　呼び掛けに反応あれば，ABCは推定可能。全く反応なければ，生存可能な空間をファイバースコープや熱センサーで探索

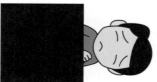
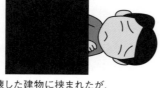

倒壊した建物に挟まれたが，バイタル異常なし　　倒壊した建物に挟まれ，意識，呼吸，脈なし

バイタルに異常がないので，待機可能　　黒タグであり，救出は最後になる

図6　どの傷病者から救出するか？

表2　身体の一部からの傷病者評価

①まずはボイスコンタクトを試みる
　自身の職種，氏名を名乗り，救助にきた旨を伝える．
②症状の確認後，部位的（解剖学的）な問診を行う
　疼痛部位の確認，感覚障害の確認，運動障害の確認，外出血の有無の確認
③SpO_2モニターやファイバースコープなどを使用し，理学的な所見の把握に努める

流，物体への伝導（ものに身体が接すること）で体温喪失がおこる．脱水は，救出までの長時間の経口水分摂取不足，打撲・浮腫による体液の移動，出血，嘔吐，イレウス状態などによる．倒壊時に発生した粉じんを吸入することで，呼吸障害をきたしたり，目に入ると眼障害をおこす．COなどの有毒ガス，低酸素，揮発性物質による引火爆発や漏電危険物による汚染・障害が起こる．

⑪ 救出時の傷病者への対処

制限された状況下では，限られたことしかできないことを再認識する．

①頭部あるいは頸部の穿通性外傷に関して，神経学的異常所見を認めず，頸椎の限局した疼痛がなく，1〜2mの転落であれば頸椎固定の必要性はない
②ホットゾーンから移送する前に生命危機を及ぼす活動性の外出血があればタニケットで迅速にコントロールを行う
③閉じ込められ身体所見の直接的な評価ができない場合で，覚醒している被害者に対しては声かけを行う
④閉じ込められ身体所見の直接的な評価ができない場合で，覚醒していない被害者にはリ

モートアセスメント（けがの致命度，体動の程度，呼吸の性質，出血量，明らかな四肢の損傷，患者の色と外観）を駆使して評価することが大切である

⑫ 救出現場での四肢切断について

自然災害，人為的災害を問わず，建物の崩壊にて，重篤なクラッシュ症候群と少なからず四肢切断の必要性が生じる．現場における四肢切断は，救出に時間がかかり傷病者が死んでしまうような状況の下，救出するためのやむを得ない処置である．野外での四肢切断の適応は，

①四肢切断以外のいかなる手段においても，傷病者を救出・救助できない場合
②危険な状況下で，速やかに退避しなければいけない場合
③傷病者の状態が急激に悪化している場合

である．傷病者には精神的かつ身体的負担，実施者には精神的負担が重くかかるため，野外での四肢切断は，救助チームとの連携を十分にとり，2名の医師の切断に対する合意の上で行うことが理想である．

以下，野外での四肢切断の実際を，救急隊・救助隊，DMATの役割も含めて概説する．

●野外での四肢切断の手技

可能な限り遠位側にて切断を行い，切断部の直上にて駆血を行う（駆血処置は根本的治療が可能になる状況［医療機関に到着］に至るまで継続する）．切迫した救出時間内に実施することから，速やかに切断できる手段で実施する．

●野外での四肢切断の問題点

手技的な問題として①永久的な機能喪失，②完全ではない麻酔処置，③現場での出血コントロールの困難性，④感染症，⑤手技の困難性が挙げられる．さらに，傷病者，並びに，実施者に精神的負担がかかるため，精神的ケアが必要である．

●野外での四肢切断キットの内容

緊急時に使用するものであるから，平常時から

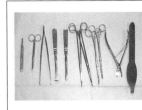

- メス 1
- メッツェンバウム挟み 1
- コッヘル 2
- ヤスリ 1
- 骨鋸 1
- クリップ（直） 2
- ケリー鉗子 2
- シュニット鉗子 2
- レクセルロンジュール 2
- 翼状エレバ 1
- レイク鈎（鈍） 1

図7 野外における四肢切断セットの1例

（Advanced Disaster Medical Response Manual for Providersより引用して改変）

使用資器材をセット化しておくことが望ましい（図7）．また，現場で迅速に行うためにも，平常時から使用資器材に不備はないかの確認はもとより，資器材に慣れておくことが必要である．

●四肢挟まれ傷病者事例に対する救急隊・救助隊が行う処置

悪条件の下の四肢切断であるから，救助隊は処置を行う間の安全の確保，救急隊は処置の支援が大事である．救急隊の処置として，

①挟まれ部位の直上でタニケットを装着（スタンバイ）
②いつでも駆血できるようにする
③挟まれ部位からの活動性外出血があり，直接圧迫が不可能であれば，タニケットにより駆血する
④活動性外出血を認めないときには，駆血は医師（DMAT）の指示に従う

がある．

●四肢挟まれ傷病者事例に対するDMATの対応

建物の崩壊による挟まれ事案では，重篤なクラッシュ症候群と四肢切断の必要性が生じるため，現場派遣チームであるDMATとしては，両者への知識技術は必要不可欠である．クラッシュ症候群では，四肢のコンパートメント症候群が併発し，少なくとも2～3時間の間に筋膜切開が

有効であるため，タイミングを逸することなく実施する．また，四肢切断は，救出時間が切迫している状況で，かつ，救出に時間がかかり，傷病者の生命に危機が切迫している場合において実施する．創傷管理については，汚染創は，自然災害では救急外来のプロトコールとして「開放」が原則であり，かつ，破傷風予防は大事な創傷管理の1つである．具体的な対応では，

① 現場の危険性について救助隊と十分なコミュニケーションをとる（緊急退避の必要性）
② 救急救命士と共に傷病者評価（ABCD を中心に）を行う
③ 挟まれ部位の評価（体表の何パーセント？ 挟まれ時間は？ 重量は？ 活動性外出血は？）
④ 駆血の必要性の判断
⑤ 鎮痛の必要性の判断
⑥ 四肢切断の必要性の判断
⑦ 応援 DMAT の必要性の判断（持参資器材にて対応可能か？）

が挙げられる．

⑬ 救出後の治療

救出後，安全な場所に移動した後，治療・処置を行う．

① 初期評価と治療は，標準的な救急処置を行う
② 気道確保としては時として特殊な方法が必要になる．盲目的経鼻挿管, digital intubation, アイスピック（トマホーク）挿管，トラキライト，輪状甲状靱帯切開など
③ 著しく救出を遅らせてしまう処置はしない．その場合は気道確保程度のみ行うのが原則である
④ 頸椎保護を忘れない．資源不足で必ずしも装具がない場合は愛護的に扱う
⑤ 無数の傷がある場合，破傷風をはじめとする感染症対策が必要である

● Digital Intubation（指を使っての挿管）

喉頭鏡の代わりに指を使って挿管する方法である（図8）．現場の状況で，傷病者の頭側に障害

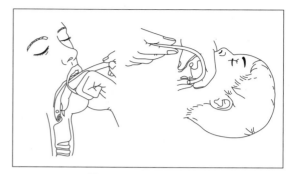

図8　Digital intubation

物があったり，傷病者が腹臥位で瓦礫に挟まっている場合などに必要な手技である．

次の手順にしたがって実施する．

① 体位：非外傷患者は頸部前屈頭部後屈（スニッフィング位置），外傷患者はインラインにて頸椎保護
② 十分な酸素化
③ 適切なチューブを選択し，スタイレットを挿入し，J型に曲げ，潤滑油を塗布
④ 患者の肩のところに膝まづき，または立って，患者と向き合う
⑤ 利き腕でない手に手袋をして指を患者の舌に沿って挿入し，舌を前方に引く．中指を喉頭蓋まで這わせる．喉頭蓋が触れなければ，舌を前方に引く
⑥ スタイレットを入れたチューブを左口角から挿入し，中指の内側と親指の手掌側を使い，先端を喉頭蓋に向ける．示指はチューブに乗せ，中指と一緒に先端に置く
⑦ 示指と一緒にチューブを喉頭蓋に向け，開いた声門に滑らせる
⑧ 声門を通過する際に抵抗が増す．この時点でチューブをしっかり持ち，少しスタイレットを抜く．声帯を通過し押し進め，スタイレットを完全に抜去する
⑨ 体位を戻し，挿入されたか否か確認する

● アイスピック（トマホーク）挿管

傷病者の頭側に立てないときの喉頭鏡を使用した挿管方法である（図9）．逆転挿管とも呼ばれ，

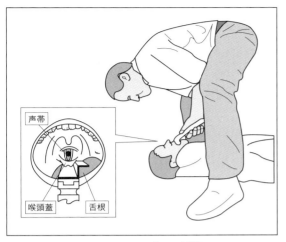

図9 アイスピック挿管

右手に喉頭鏡を持って，喉頭鏡のブレードを口蓋垂に向け，前方に向かい下に引くと声帯が逆転してみえる．

●輪状甲状靱帯穿刺・切開

外科的気道確保も場合によっては必要である．実弾が飛び交う戦場では，通常の気道確保は敵の標的となるため，伏せた状態（匍匐）でも可能な輪状甲状靱帯穿刺が第1手技になることがある．

●現場でどこまで治療するか

「load & go（迅速な評価と搬送）」か「stay & stabilize（現場での安定治療）」かに関しては，未だに議論があり，白黒の決着をつける話題ではなく，戦略や状況にて選択すべきものである．戦略に影響を与える因子として，病院までの時間，搬送施設までのアクセス，現場の資源がある．搬送前に気道確保，大量外出血の止血，簡単なショック対策と骨折の固定などの救命処置を行うことは明白で議論の余地はない．しかし，静脈路確保，輸液，気管挿管などのより時間を要す処置には議論がある．

救出された傷病者の30％が外傷後の集中治療で死亡するといわれているが，

①有効な換気と酸素化
②早期の止血を含む，有効なショックの予防と治療
③挫滅組織からの代謝産物の減少の方法としての骨折の固定
④カテコラミンの放出を防ぐ疼痛緩和

を現場で行うことで危機が減る．したがって，

①病院までの予想時間（30分以上）
②現場からの撤収（閉じ込められ傷病者）
③搬送施設までのアクセス（救急車・ヘリコプターの待ち時間）

の状況によって，搬送前の適切な管理が必要となる．

> **まとめ**
>
> CMSの特徴を知った上で，まずは迅速かつ正確な安定化治療を行う．
> 瓦礫の下の傷病者の生理学的評価法を理解した上で治療を実践する．
> 緊急時の野外における四肢切断の適応を知って救出・救助を行う．

第2章　災害対応のパラダイム

8-1 治療 ―災害時の医療活動―

目的

災害現場で必要とされる医療について学ぶ

① 災害現場において必要とされる医療活動

必要とされる医療には，3つの側面がある．
①要救助者の救命率の向上のため，医療が必要となる
②災害救助現場，現場救護所，搬送に至る一貫した救急救助活動を行う

災害救助現場における医療活動（DMATなど）の内容とは，
- 救助方法を選択する際の医学的助言
- 長時間の救助活動にならざるを得ない場合の要救助者への医療処置の実施
- 災害現況全体を把握した上での医療スタッフの配置や医療資源追加投入の是非の判断，処置・救急活動に対する包括的助言

である．
現場救護所における医療活動（DMAT，医療救護班など）とは，
- 多数傷病者に対する治療や搬送の優先順位決定（トリアージ）
- 応急的な処置・治療の実施（安定化治療）

である．
搬送に係る医療活動，その他（DMAT，医療救護班など）とは，
- 搬送先医療機関の能力，現場からの距離などを検討した上での搬送先の選定
- 搬送者の病態変化に適確に対応するための活動・助言
- 救助者側（消防職員など）にとっての安心感（医療者が身近にいる）

である．
③消防側，医療側双方の観点・視点から，相手側に期待することがある
- 消防側に対する応急手当，消防による医療職の安全確保
- 消防への医学的な助言と医療職への詳細な情報提供

② 時系列的災害医療対応

災害発生から復興に至るまでの道のり，時間的な経緯を災害サイクルと呼び，対応，回復，予防，準備という4相からなる．各々の相で必要とされる医療需要が異なっており，医師のみならず看護職員・コメディカル・事務職員も各相に合わせた対応が望まれる．

さらに，対応の相においても，医学的需要は経時的に推移しており，これに医学的対応を合わせて行くことが災害対応の基本である（図1）．災害直後の災害関連の外傷，重症患者の治療を中心とする時期から，感染症対策，慢性疾患の治療，心のケアを主とする時期に移行し，公衆衛生活動，母子保健，医療システムの再構築へと連続的かつ段階的に進んでいく．この一連の流れに，医療がどのように関わるか，あるいは関われるかが問われており，従来の急性期のみを対象としていた初動態勢だけでは不十分である．時系列からみて，医学的対応は少なくとも1ヵ月間のタイムラインを想定した事業継続計画（BCP）の策定が望まれており，BCPに基づいた各時期の医療需要，医療対応をまとめてみると以下のようになる．

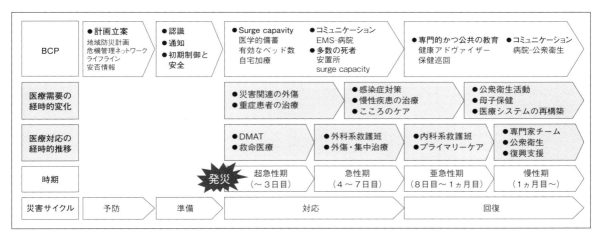

図1 医療需要の経時的な変化と医学的対応の経時的推移
病院のBCPは資源制約を考慮しながら医療需要の推移に対応していくこと

●超急性期（発災当日〜3日目）

救出救助，救命医療が優先し，災害現場派遣チーム（DMAT）はこの時期にもっとも活躍が期待される．外傷患者の集中治療はもちろん，この時期に救出されるクラッシュ症候群の管理にも集中治療が必要である．阪神・淡路大震災の報告では，発災2日目以降も救急患者の受け入れは続く．しかし，発災当日に比べて激減し，この時期からは診療機能の低下した診療機関から災害拠点病院などへの転院も発生していた．搬送対象は重症患者と慢性期の継続医療，特に血液透析を必要とする慢性腎不全患者であった．医療施設の機能不全によりこうした慢性疾患患者は医療難民化し，被災前から存在していた慢性期継続医療の継続的な医療課題にも一時的に応需する必要が生じる．傷病者の受け入れ状況では，病院では初日が最も多く，日にちとともに漸減し，診療所では日にちとともに漸増していくことから，病院での傷病者の混乱・混雑は初日に集中すると考えられる．この時期に最も問題になる特殊な医療需要は死体検案であり，遺体の安置場所も考慮しておく必要がある．

●急性期（4〜7日目）

外傷や集中治療が主になり，外科系の医療救護班が望まれる時期である．術前の管理，手術期の管理，術後の管理が主体となる．阪神・淡路大震災ではこの時期には新たに救助される傷病者はほとんどいなくなる．しかし，医療の全体像がまったく把握されないと報告されており，この時期には，地域のコミュニティ内において，異種他業種も含めた連携連絡体制を取り，限りある医療資源の効率的な運用が望まれる．

●亜急性期（8日目〜1ヵ月目）

プライマリーケアを中心とし，内科系救護班が主体となる時期である．阪神・淡路大震災の報告では，避難所での医療は震災後2週間目がピークであるとあり，避難所での内科的疾患の重症に対応することも医療職の役割となる．2週間以降は医療機関も漸次機能を回復していくため，次第に従来の病院の体制に戻っていく時期でもある．阪神・淡路大震災の報告では，避難所における疾病の発生率は自宅の5倍以上に相当し，肺炎，心不全，喘息は震災から1週間後にピークを認めた．また，調査対象入院患者3,389例の内，323例（9.5％）に集中治療が施され，被災地内の集中治療施行率は，肺炎9.7％，心筋梗塞89.7％，心不全29.9％，脳出血38.9％であり，また，後方病院での集中治療施行率は肺炎9.2％，心筋梗塞100.0％，心不全42.5％，脳出血47.4％であった．被災地のみならず，後方病院でも集中治療の役割が期待されている．

● 慢性期（1ヵ月以降）

専門家，精神的ケア，公衆衛生などが必要とされ，本格的な復興支援が開始される時期である．この時期には，本来の病院機能に戻っている．失ったものは戻るはずもなく，「元に戻す」のではなく「現状に慣れさせて行く」ことが原則である．

③ 災害医療チームの種類と機能

災害医療チームはさまざまなものがある．
①災害拠点病院の医療救護チーム
②災害派遣医療チーム（DMAT）
③日本赤十字社救護班（日赤救護班）
④医師会（郡市医師会，都道府県医師会，日本医師会，その他病院関係団体）
⑤ドクターカー，ドクターヘリ
⑥その他（自衛隊，民間病院独自の医療支援活動，JVMATなどのNPO法人，組織されていない医師など）

求められている医療とは各組織機構に基づいた医療活動であり，地域によっては消防が連携すべき医療そのものが容易には得られない地域もある．

④ 災害時の医学的な関連事項

地震の際の医学的関連事項を表1に示した．災害による傷病の他に，既往症の増悪，特にほこりとガスにより喘息，慢性閉塞性肺疾患（COPD），急性冠症候群（ACS）が悪化する．

多数傷病者発生の際には，surge capacity（緊急対応能力）の概念から，災害を傷病者数と治療の複雑性の要素を用い，縦軸に傷病者数，横軸に治療の複雑性をとり，二次元で分類する方法がある．治療の複雑性が低く，傷病者数が多い代表例は，爆風損傷（BI）が挙げられる．治療の複雑性が高く，傷病者数が少ない代表例は，交通事故である．数は少ないが，病態が複雑で集中管理を必要とし，緊急治療に負担をかける．熱傷もこの範疇であり，最近の改良された爆発物によるBIもこの範疇に入る．治療の複雑性が高く，傷病者数も多い代表例は，インフルエンザ・パンデミック期が相当する（**表2**）．

表1 地震の際の医学的関連事項

地震後，病院で手当てが必要な外傷や疾病
● 頭蓋内血腫を伴った頭蓋骨骨折
● 脊椎損傷
● 胸腔内，腹腔内，骨盤内臓器損傷
その他考慮すべきことは
● 低体温
● 感染症
● 切断肢の壊疽
● 敗血症
● 急性呼吸促迫症候群（ARDS）
● 慢性肺疾患の増悪（喘息，COPD）
● 心筋梗塞
● 多臓器障害（MODS）
● クラッシュ症候群
● 出産の増加

(Schultz CH, et al. : Earthquakes. Disaster medicine. Cambridge University Press, Caimbridge, pp562-577, 2010 より引用して改変)

表2 治療の複雑性/傷病者数による分類

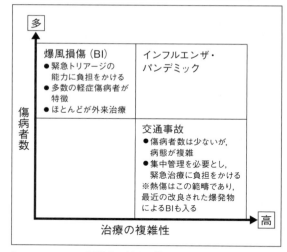

Surge capacity の運営上，個人に軸足を置いた治療から最良の予後を得る全体に軸足を置いた移行が必然である．管理者は災害をこの分類にあてはめ，不足した資源をどう配分するかのジレンマに直面する．

(Barbisch D, et al. : Surge capacity. Diasater medicine. Cambridge University Press, Cambridge, pp33-50, 2010 より引用して改変)

⑤ 疾病内訳と外傷機転

阪神・淡路大震災時の傷病分類，転帰，外傷機転が参考になる．把握できた入院患者では，外因が44.5％であり，クラッシュ症候群が6.1％にみられている（表3）．

外傷機転の調査（図2）では，屋内の受傷が73％であり，屋外の受傷の大半は頭部あるいは四肢の外傷であった．また，受傷機転としては建物の下敷き，閉じ込め，落下物などによる受傷が多い．

⑥ 損傷タイプと来院数の予測

首都直下型地震の傷病者予測は，津波被害による傷病者数の多い東日本大震災より，1995年の阪神・淡路大震災のデータが参考になる．阪神・淡路大震災の患者調査にて把握できた入院患者6,107名のうち，外因傷病者が2,718人であった（表4）．外因患者の実態から外因の内訳の比率を

表3 どんなタイプの損傷が多いのか？
阪神・淡路大震災から

把握できた6,107名の入院患者調査			
傷病分類	症例数	男性	女性
クラッシュ症候群	372	178	194
他の外因	2,346	942	1,404
疾病	3,389	1,574	1,815
計	6,107	2,694	3,413

患者の転帰				
傷病分類	軽快退院(%)	死亡(%)	不明(%)	計
クラッシュ症候群	302(81.2)	50(13.4)	20(5.4)	372
他の外因	2,188(93.3)	128(5.5)	30(12.8)	2,346
疾病	2,706(79.8)	349(10.3)	334(9.9)	3,389
計	5,196(85.1)	527(8.6)	384(6.3)	6,107

(平成7年度厚生科学研究費補助金 健康政策調査研究事業：阪神・淡路大震災に係る初期救急医療実態調査班 研究報告書. 1996より引用)

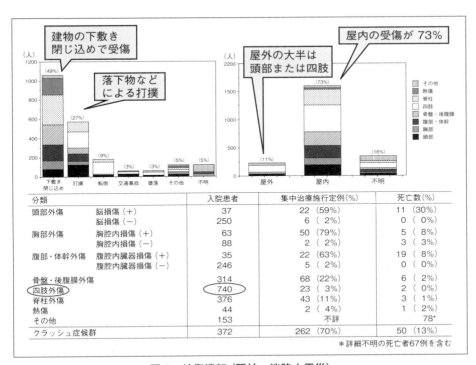

図2 外傷機転（阪神・淡路大震災）

(阪神・淡路大震災に係る初期救急医療実態調査班：外因患者の実態．阪神・淡路大震災に係る初期救急医療実態調査班研究報告書, pp27-37, 1996より引用して改変)

第2章 災害対応のパラダイム

表4 阪神・淡路大震災における外因2,718例の検討

大分類	中分類	小分類
クラッシュ症候群：13.7%		
頭部外傷：10.6%	頭蓋内損傷（＋）：12.9%	脳挫傷：5.9%
		外傷性くも膜下出血：2.4%
		外傷性脳内血腫：0.4%
		硬膜下血腫：3.1%
		硬膜外血腫：1.1%
	頭蓋内損傷（−）：87.1%	頭蓋骨・顔面骨骨折：10.5%
		眼外傷：10.1%
		頭部・顔面軟部組織損傷：66.6%
胸部外傷：5.5%	胸腔内出血（＋）：41.7%	肺挫傷：4.0%
		外傷性気胸：5.3%
		血胸：29.8%
		心挫傷：0.7%
		胸部大血管損傷：1.3%
		横隔膜損傷：0.7%
	胸腔内出血（−）：58.3%	肋骨骨折：54.3%
		胸骨骨折：1.3%
		胸部軟部組織損傷：2.0%
		その他：0.7%
腹部・体幹外傷：10.4%	腹腔内出血（＋）：12.5%	実質臓器損傷：8.9%
		管腔臓器損傷：3.6%
	腹腔内出血（−）：87.5%	腹部・体幹軟部組織損傷：87.5%
骨盤・後腹膜外傷：11.6%		骨盤骨折：95.9%
		腎損傷：2.2%
		膀胱損傷：0.3%
		その他の後腹膜損傷：1.6%
四肢外傷：27.2%	上肢：30.8%	上肢の骨折・脱臼：20.1%
		上肢の神経損傷：2.7%
		上肢の軟部組織損傷：8.0%
	下肢：69.2%	下肢の骨折・脱臼：43.4%
		下肢の神経損傷：3.0%
		下肢の軟部組織損傷：22.8%
脊柱外傷：13.8%	脊髄損傷（＋）：7.7%	頸髄損傷：2.1%
		胸髄損傷：3.5%
		腰髄損傷：2.1%
	脊髄損傷（−）：92.3%	頸椎損傷：4.0%
		胸椎損傷：27.7%
		腰椎骨折：56.9%
		その他の脊椎損傷：3.7%
熱傷：1.6%		10%以下の熱傷：47.7%
		10〜20%の熱傷：29.6%
		20〜30%の熱傷：13.6%
		30以上のの熱傷：9.1%
その他：5.6%		中毒：10.5%
		外傷性窒息：4.6%
		溺水：1.3%
		電撃症：1.3%
		部位不明の軟部組織損傷：8.5%
		詳細不明の外傷：73.9%

表5 集中治療必要数の予測

	頻度（％）
クラッシュ症候群	70.4
他の外因	12.8
疾病	9.5
計	14.5

阪神・淡路大震災で入院した6,107例中、集中治療を有した割合

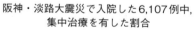

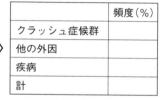

	頻度（％）
クラッシュ症候群	
他の外因	
疾病	
計	

集中治療の必要数を予測

用いて，予測重症者数の内訳を推測することが可能になり，各診療科の配置割合も含めた需要が明らかになる．さらに，傷病構造別にみた集中治療を要した症例の内訳から，クラッシュ症候群，他の外因の集中治療施行率を計算することにより集中治療の必要数と質が予測可能となる（表5）．

一般的に地震では，穿通性外傷，鈍的外傷，熱傷が多く，首都直下型地震による東京の被害想定でも死亡は火災，負傷は建物倒壊や屋内収容物の転倒を原因とするものが多いと予想される．そのため，米国の傷病分類をもとに，以下の3コースをマスターすれば足りるともいわれている．

① Advanced Trauma Life Support（日本で受講不可．これに準じたわが国独自のコースJATEC™ がある）
② Advanced Burn Life Support（日本で受講不可）
③ Advanced Disaster Life Support（日本での受講可能．コースあり：HP 参照）

傷病者の来院数の推移に関しても，阪神・淡路大震災のデータが参考になる．傷病構造別にみた入院患者数の変化から約75％の外因患者が初期3日間に集中し，それ以降は疾病患者が震災後15日間で均一に増加したと報告されている．また，病院では初日がもっとも多く，診療所では日にちと共に漸増していく傾向，避難所での医療は震災後2週間目がピークとの報告がある．

まとめ

治療効果を高めるには，時系列的な災害対応を知った上で，疾病内訳，傷病者数の推測を行なう必要がある．

Column

●災害時の死傷の要因を知る

災害による死傷を回避する過程にはさまざまな要因が関連している．認知的側面，情動的側面，行動的側面のみでなく，社会的側面，物質的側面など多様な要因を考慮する必要がある（表）．

表　災害による死の要因

人間的な要因	組織体系的な要因
● 認知的側面 　災害環境の認知 　災害経験・災害文化 　予測可能性 　技術的対策の認知 ● 情動的側面 　心理的喪失状況 　慌てる・動転 　不安感・ストレス 　正常化のバイアス ● 行動的側面 　事前準備 　災害時行動	● 社会的側面 　社会的組織 　地域的組織（コミュニティ） 　リーダー ● 物質的側面 　防災資器材 　水利などの資源

（高梨成子：災害による生と死．災害社会学入門．弘文堂，東京，pp70-78, 2009 より引用して一部改変）

8-2 治療 —現場のPS—

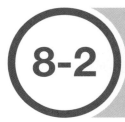

目標
救急における一次救命措置（Primary Survey：PS）と災害時のPSの相違を理解する

① 災害時におけるPSの理念

●救急医療と災害医療の違い

①救急医療では根本治療を目指すが，災害医療では現場での安定化治療が主眼である．災害現場の治療はPSと蘇生が主である．

②災害医療は医療資源に限りがある状況下の医療である．JATEC™，JPTEC™の手技とは異なり，ネックカラー，酸素，輸液などは医療資源の節約・不足により必ずしも全例に適用されない．不足した資器材の代用品を即興で作る即興医学（improvised medicine）を積極的に活用する．

③災害医療では常に医師対傷病者の割合が1対1ではなく，1対多数である．治療の優先順位，搬送の優先順位を常に念頭におく．

④災害時には必ずしも平常時と同じ医療レベルを期待できない．平常時から，医療を受ける側の市民の理解を得ておくことが誤解を防ぐ意味で必要である．

⑤災害医療は政策医療である．行政の策定した地域防災計画に則った活動が望まれる．

●災害現場の治療の実際

災害対応の重要な要点は個人の治療の可能性を問うことではなく，むしろ使用可能な資源を有効に活用することである．第1段階は迅速かつ完全なPS，すなわちABCDEを安定させることである（表1）．

PSにてすべての生命危機を及ぼす損傷を確認し治療した後，二次救命措置（Secondary Survey：SS）を開始するのが理想的であるが，災害現場では圧倒的多数の傷病者数に比し医療資源が乏しく，根本治療は困難であり，安定化治療・限られた医療処置のみしかできない．PSをしっかり行うだけでも精一杯となる．

「限られた環境下の受容される最低限の治療（AMLC）」とは，認容される最低限の治療を意味し，治療内容は医療資源，病態によって臨機応変な対応となる．

災害現場は，騒がしい，薄暗い，多数の傷病者で脱衣は困難という状況にある．そのため，例えば，大量血胸と緊張性気胸の外傷手順による鑑別は，図1のように教科書通りの鑑別方法が役に立たないことも多いので，工夫が必要である．

頸椎保護に関しては，頸椎固定装具が不足している現場では，すべての被害者に頸椎損傷はあるものとして愛護的な対応が必要である．特に，軽症患者については，潜在的な頸椎頸髄損傷を救出

表1　PSと蘇生

- A：気道確保と頸椎保護
  ⇒頸椎固定も傷病者数と装備量の兼ね合いで
- B：呼吸と致命的な胸部外傷の処置
  ⇒胸腔穿刺・ドレーン
- C：循環維持と止血
  ⇒輸液・外出血の制御
- D：中枢神経障害の評価
  ⇒確実な気道確保
- E：脱衣と体温管理
  ⇒現場で脱衣は不可能．衣服の上からの観察

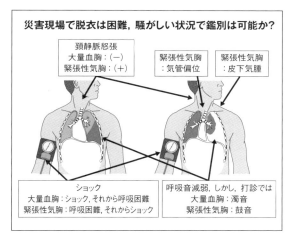

図1 大量血胸と緊張性気胸の鑑別方法
(Thoracic Trauma：BTLS. Brady New Jersey, pp84-101, 2004 より引用して改変)

表2 NEXUS
- 頸部正中の圧痛なし
- 意識レベル正常
- 中毒なし
- 神経学的所見なし
- 他の注意をそらす痛みがない

(Haut ER, et al.: evaluation and acute resuscitation of the trauma patient. Expedition & wilderness medicine Cambridge University Press, Cambridge, pp529-543, 2009 より引用して改変)

表3 災害時の蘇生法 ABC

A : Air way（気道確保）
　　Assess the scene（2次災害予防）
　　Alert others（助けを呼ぶ）
B : Breathing（呼吸）
　　Barriers（感染防護）
　　Bleeding（止血）
C : Circulation（循環）
　　Cervical spine（頸椎固定）
　　Cover and protect the victim from the environment（保温）

救助操作によって顕出させてしまい悲惨な結果を招くことがあるため，救出救助の際には，NEXUS（national emergency X-ray utilization study：カナダの救急時X線撮影有用度研究）などを用いて評価することが重要である（**表2**）．現場での処置・治療は，致命的な胸部外傷の処置にしても，穿刺やドレーン挿入のみ，循環の維持に関しても外出血の圧迫止血と輸液のみと限られており，脱衣もプライバシーの観点からも困難である．また，頭部外傷症例では，確実な気道確保をすることにより，気管チューブなど資器材の在庫が減少するだけではなく，用手換気が必要となり，チームの実働人数も減少することを明記しておかなければならない．

また，装備についても，数に限りがあり，例えば，ハイムリッヒバルブ（一方弁）のような資器材が不足した時には，即興に代用品を探し，あるいは作り，治療を継続する improvised medicine も習得しておくべきである．

● 災害時の救命処置

救急医療で行う蘇生行為のABCとは異なり，災害時の蘇生法（自分の安全確保が最優先）のABCは各々3つの項目からなる（**表3**）．

② 災害医療におけるPSと蘇生

JPTEC™ やJATEC™ では，PSにおける観察処置に関して，ABCDEの線形アプローチ法が採用されている．災害現場でもその方法論に準拠する必要があるが，救急医療とは異なる対応が必要である．

● A：気道確保と頸椎保護

資源制約の中，すべての傷病者に頸椎固定器具を装着することは不可能である．むしろ，すべての傷病者に頸椎頸髄損傷の疑いがあると考え，愛護的に扱うことが重要である．特に，救出時，頸椎頸髄損傷を救出行為により顕在化させることは可及的に避ける必要があり，NEXUSなどの安易な診断法の利用が望まれる．

● B：呼吸と致命的な胸部外傷の処置

現場では根本的な治療は不可能で，穿刺もしくはドレーンの挿入が主となる．穿刺の際には，ハイムリッヒバルブのような一方弁がない時には，

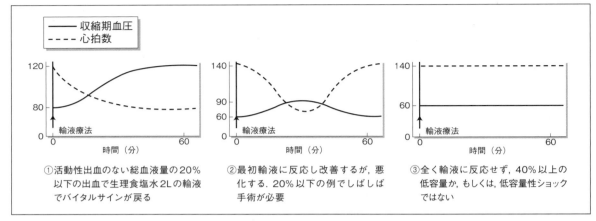

図2　輸液に対する3つの反応

(Initial assessment and management : ABC of major trauma. BMJ, London, pp1-11, 2000 より引用して改変)

即興で代用品を作成する improvised medicine で応用する．

● C：循環維持と止血

現場での処置は，外出血の止血と輸液である．輸液に関しては，輸液に対するバイタルサインの推移あるいは反応をみることを忘れてはならない．輸液に対する反応には3つのタイプある（図2）．

①輸液に反応しバイタルサインが戻るタイプ

活動性出血のない総血液量の20％以下の出血で生理食塩水2Lの輸液でバイタルサインが戻る．

②輸液に対して一時的に反応するタイプ

最初輸液に反応し改善するが，その後再び悪化する．症例の20％以下の例でしばしば手術が必要となる．

③全く輸液に反応しないタイプ

総血液量40％以上の出血による低容量か，もしくは，低容量性ショックではなく，出血以外の原因よる症例である．

医療資源の不足した状況下での後方搬送では，①は待機可能，③は救命困難，であるため，②のタイプの搬送が優先される．

● D：中枢神経障害の評価

JCS（japan coma scal）もしくは GCS（glasgow coma scal）による意識障害の重症度判定が重要である．重症意識障害時には確実な気道確保として，気管挿管が選択される．気管挿管することにより，気管チューブなどの資器材の消費が発生する．それ以上に，用手換気する必要が生じるため，医療チームの人手が割かれることの方が，災害対応の脆弱化を招くことを意味する．したがって，究極では，救命不可能であれば，敢えて挿管しないことを決断せざるを得ない状況もありえる．

● E：脱衣と体温管理

現場で脱衣は不可能であり，衣服の上からの観察にならざるを得ない．そのため，通常の聴診打診触診が不可能となり，理学的所見からの鑑別診断が教科書通りには行えないことが多い．

③ PSで念頭に置くべき損傷，病態

災害現場で対応する疾患・病態は，JPATEC™ や JATEC™ と同様であり，TAF3X や MAP の mnemonics（記憶術）がある（表4）．

④ 災害現場でのABCDEアプローチ（災害医療のPS）

● A：気道評価・確保と頸椎保護

気道確保の適応は無呼吸，上気道閉塞所見，意

表4 TAF3XとMAPのmnemonics

```
T:(Cardiac) Tamponade→心タンポナーデ [C]
A:Airway obstruction→気道閉塞 [AB]
F:Flail chest→フレイルチェスト [B]
X:Open pneumothorax→開放性気胸 [B]
X:Tension pneumothorax→緊張性気胸 [BC]
X:Massive hemothorax→大量血胸 [BC]

M:Massive hemothorax→大量血胸 (重複)
A:Abdominal hemorrhage→腹腔内出血 [C]
P:Pelvic fracture→後腹膜出血 [C]

切迫するD→重度頭部外傷 [D]
```

識レベル低下などである.会話が可能であれば気道は開通している.現場では,通常の「みて,聞いて,感じて/触れて」による身体所見の把握は脱衣もできず,暗い・騒音などの悪条件の周囲環境により,必ずしも十分には実施できない.

気道確保法は用手気道確保(下顎挙上法,顎先挙上法など),器具による気道確保(エアウェイ挿入,気管挿管),外科的気道確保(輪状甲状靱帯穿刺・切開)から現場の状況や人手や資器材の質と量を考慮し判断する.酸素も貴重な資源であるため,酸素投与は通常より厳しい選択基準で実施する.気道の確保とともに頸椎固定は重要であり,頸椎固定および保護の方法として頸椎カラー,毛布,砂嚢,用手的正中中間位固定(挿管,観察時)を考える必要があるが,全例に装着することは不可能であり,脊椎脊髄損傷は全例に疑い愛護的に対応することが大切である.

● Aの異常と蘇生

Aの異常に関しては,戦場のように,実施者に危険が迫り,短期間に確実な気道確保が必要な場合などの状況下では外科的気道確保を優先することも必要である.

● B:呼吸評価

視診では呼吸数,呼吸補助筋の使用,気道損傷による頸部の腫脹・変形,胸壁動揺,運動の左右差,開放創,頸静脈怒脹である.聴診・打診では,左右差,触診では頸部気管の偏位,皮下気腫,圧痛,動揺胸郭をみる.しかし,これらの通常の観察や理学的所見は,現場の状況や環境により,型通りに行うことが必ずしもできない.SpO_2による酸素飽和度の評価は,値や脈波によりA,Cの評価も可能になる.

Aの異常で陽圧換気した前後に,呼吸音の左右差確認は必須事項であり,気胸の増悪(緊張性気胸への進展)や低循環血漿量による血圧低下に留意する.

致命的な胸部外傷への処置として,

● 大量の気道出血などによる気道閉塞に対して確実な気道確保
● フレイルチェストに対して確実な気道確保,陽圧補助換気
● 開放性気胸に対して胸腔ドレナージと閉創
● 緊張性気胸に対して胸腔穿刺・ドレナージ(Cでも鑑別)
● 大量の血胸に対して胸腔ドレナージと出血量の観察(Cでも鑑別)
● 心タンポナーデに対して心嚢穿刺(Cでも鑑別)

が挙げられる.

人的資源および医療資器材の節約や不足した状況では,救急隊が応急手当として行う3点テーピングや絆創膏固定などで対応することも考える.フレイルチェストの対応として,気管挿管して内固定を行うと挿管チューブ1本,バッグを押す人員が1人必要となる.現場では,資器材・人材の節約のため,あえて挿管内固定を行わずテーピング固定を行うことも考える.開放性気胸も同様に,胸腔ドレーンをあえて挿入せず,資器材の節約のため3点テーピングを試みることも必要となる(図3).

● C:循環評価および対応,ショックの原因検索

ショックを早期に認知するには血圧に頼らず,脈の性状の観察,皮膚所見,毛細血管再充満時間(CRT),脈拍数から判断し,血圧,心電図モニターを参考にする.

現場での処置は,

① 外出血の圧迫止血
② 輸液路の確保と輸液(急速輸液を行うが,現場状況,重症傷病者数,資器材状況により投与量と投与速度を判断)

と限られており,早期搬送を考える.その際には

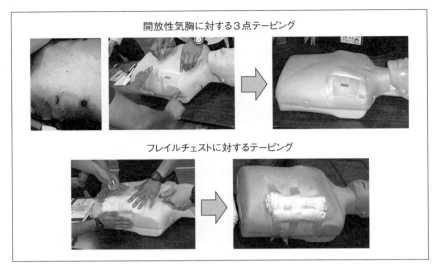

図3 開放性気胸・フレイルチェストへの応急処置

表5 初診時の出血量と推定輸液量：70kg 5L

	クラスI	クラスII	クラスIII	クラスIV
出血量（mL）	＜750	750〜1,500	1,500〜2,000	＞2,000
出血量（％）	＜15	15〜30	30〜40	40
脈拍	＜100	100〜120	120〜140	＞140
血圧	正常	正常	低下	低下
脈圧（mmHg）	正常もしくは増加	減少	減少	減少

(Cornwell III EE : Initial approach to trauma : Emergency medicine. McGraw-Hill, New York, pp1537-1650, 2004 より引用して改変)

「disaster relocation（災害の引越し）」を防ぐための分散搬送やパッケージングの重要性を念頭に置く．

ショックには出血性ショックと非出血性ショックがある．出血性ショックは外出血・長管骨骨折・血胸・腹腔内出血・後腹膜出血を考え，非出血性ショックは心タンポナーデ・緊張性気胸を考える．現場では，身体所見，超音波所見のみで判断しなければならないが，騒音，暗いなどの状況により，理学的所見の把握は困難な場合が多く，ポータブル超音波診断装置が威力を発揮する．

● 初診時の出血量と推定輸液量

血圧，脈拍，脈圧から推定する出血量の目安がある．体重75kg，血液量5Lの成人の例を表5に示した．血圧は出血量が1,500〜2,000mLに達してから低下するため，脈拍の増加の方が出血の早期診断には有用である．30％までの出血量であれば，頻脈，脈圧の減少の所見がみられるが，血圧の低下はないので，外出血のコントロールは重要である．

● D：重症頭部外傷の評価と対応

神経学的所見として，意識レベル（GCSを推奨），瞳孔所見（瞳孔不同と対光反射の有無），麻痺の有無を観察し，「切迫するD」を判断する．

① GCSが8以下
② 経過中にGCSが2以上低下
③ 脳ヘルニア徴候を伴う意識障害（クッシング現象［高血圧を伴う徐脈］，瞳孔不同，片麻痺）

上記3点は切迫するDの所見であり，ABC安定の再確認，気管挿管（確実な気道確保の適応を知ることが重要）を考える．圧倒的に人的資源・

8-2 治療 —現場のPS—

医療資源が不足した大災害時には，確実な気道確保は救命可能な傷病者に優先されるべきであり，その選択は災害派遣の医療職に委ねられている．

GCSでは，＜8：重症，9〜13：中等症，14〜15：軽症と重症度が判断されるが，重症・中等症の分岐点であるGCS8点の典型例のE1V2M5の神経所見を覚えておくことが望まれる．また，外傷診療手順上，鎖骨以上の部位の外傷やGCS＜14の症例には頸椎頸髄損傷の可能性があり，四肢麻痺の傷病者には上眼瞼などの三叉神経刺激による疼痛刺激を忘れてはいけない．

● ONSD（optic nerve sheath diameter）

ONSDはER初療室などで頭部外傷患者などの頭蓋内圧亢進症のスクリーニングに有用であるという報告がある．解剖学的にも眼球は単純構造であり上眼瞼から内下方に向かってプローベを当てることによりONSDの描出は容易である．黄斑部から3mmのところでONSDを測定する際，optic nerveではなく，ONSDの測定をすることに留意する．ONSDの測定は，野外における頭蓋内損傷患者の頭蓋内圧亢進の客観的な指標の1つになると思われる（図4）．画像診断機器の乏しい野外の救急あるいは災害現場などでのFAST（focused assessment of sonography in trauma）として使用できる可能性がある．

ONSDのカットオフ値の報告例を表6に示した．成人では5mm以上であれば頭蓋内圧（ICP）が高い，あるいは5.2mm以上であればICPが20mmHg以上という報告がみられる．従来の報告では，基準値としてONSD5mm前後で種々の値を採用しているが，報告例ではいずれも感度が高く，頭蓋内圧亢進が疑われるような症例ではONSDは全く価値のないものとはいえない．ONSDは画像診断が困難な状況下での頭蓋内圧亢進の診断に効果が発揮されると考えられる．実際に急性高山病の診断および重症度判断には応用されている．さらに成人のみではなく，可能な限り非侵襲的な検査が望まれる小児への応用も試みられている．

● E：体温管理

災害現場で脱衣させることは少ないが，環境の変化により体温は低下しやすい．低体温は出血傾向の助長，代謝性アシドーシス，凝固異常に関連しているので衣服，毛布などで体表の保温を計る．

⑤ Improvisation：即興で作る代用品

Improvisationとは，「都合よく身近にあるものから作りあげる」ことと定義されている．

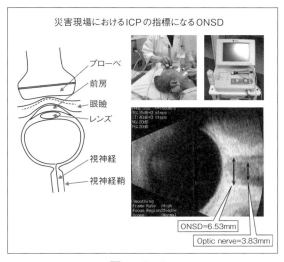

図4 ONSD

表6 ONSDカットオフ値の報告例

年	報告者	対象疾患	対象	ICP	カットオフ値 (mm)	感度度 (%)	特異度 (%)	コントロール値を得た方法
2008	Kimberly HHら	頭部外傷	15例 (38回)	20cm	5.00	88.0	93.0	ventriculostomy
2008	Soldatos Tら	小児脳疾患	76例	26.2mmHg	5.70	74.1	100.0	transcranial doppler sonography
2008	Geeraerts Tら	外傷	37例	20mmHg	5.86	73.0	91.0	parenchymal device
2009	Moretti Rら	脳内出血23例, SAH30例	53例	＞20mmHg	5.20	4.0	76.0	ICP monitoring?

第2章　災害対応のパラダイム

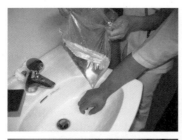
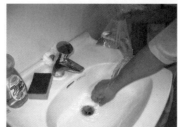
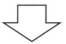

現場には必ずしも水道栓がない

⬇

勢いのある流水で創部を洗浄することが細菌数を減らし，異物を除去し，汚染を防ぐ，最良の方法．250mL以上の流水で洗うこと！
生理食塩水と他を比較をしたが，生理食塩水で十分

⬇

清潔なビニール袋にスプーン1杯の塩（約9g）と1Lの浄水を入れる．18ゲージの針でビニール袋の底に穴をあけ，創部を洗う

図5　ビニールバックの利用

（Weiss EA, et al.: Improvisation in the Wilderness. Wilderness Medicine Mosby, Canada, pp505-536, 2007より引用して改変）

災害現場では医療資源が必ずしも十分でないため，知恵を働かせ，代用品を使用する．現場では「ないものねだりをするのではなく，創意と工夫で解決する」知恵と技術を持つことが望まれる．Improvisationの活用は資器材だけでなく，人材の節約にもつながる．

● 水道のない現場での洗浄方法

水道栓のない場所ではImprovisationとしてビニールバッグの利用を考える（図5）．勢いのある流水で創部を洗浄することが細菌数を減らし，異物を除去することで，汚染を防ぐことが知られている．最良の方法として「汚染を解決するには希釈」といわれるように，250mL以上の流水で洗うことが推奨されている．

生理食塩水と他の比較して，生理食塩水で十分であることがわかった．水道栓がない現場では，清潔なビニール袋にスプーン1杯の塩（約9g）と1Lの浄水を入れ生理食塩水の代用液を作り，18ゲージの針でビニール袋の底に穴をあけ，創部を洗う．

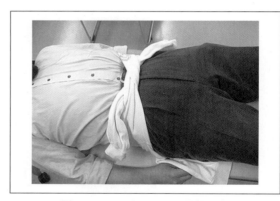

図6　トレーナーによる骨盤固定

Open book型に対しては，シーツの他にトレーナーなど上着類を固定材料として活用する

● Backpackerの滅菌法

災害現場での効果的な簡易消毒として，3つの方法を紹介する．
①針先などが赤くなるまで火に当てる
②沸騰したお湯に2分間浸す
③10％イソジンに5分間浸す

8-2 治療 —現場の PS—

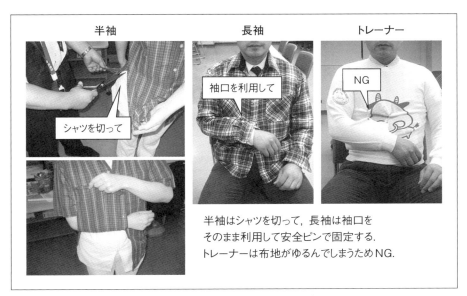

図7　着衣による上肢骨折の固定

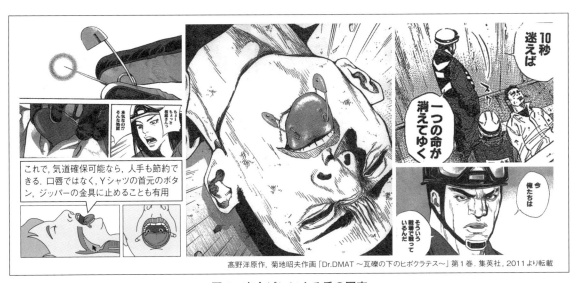

図8　安全ピンによる舌の固定

(Weis EA : Backpacker, Wilderness 911. the momtairees books, p20, 1998
　Weis EA, et al. : Improvisation in the Wilderness. Wilderness Medicine, Mosby Canada, pp505-536, 2007 より引用して改変)

●着衣による骨折箇所の固定法
　①シーツラッピングのシーツがない時の骨盤骨折の固定
　サムスリング®やシーツがなければ，代用品としてトレーナーなどの着衣を利用して固定する（図6）．

　②着衣による三角巾的固定法
　固定具がないときの上肢骨折の固定法は図7に示したとおりである．

●気道確保に係る Improvisation
　①安全ピンによる舌根沈下予防（図8）

第2章　災害対応のパラダイム

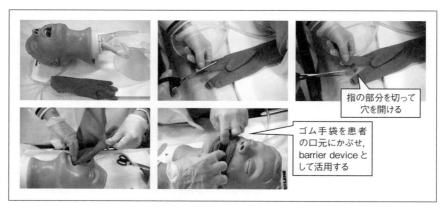

図9　ゴム手袋で barrier device を作る

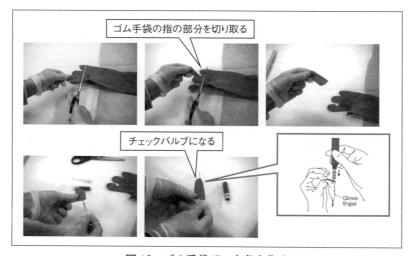

図10　ゴム手袋で一方弁を作る

②ゴム手袋で barrier device の代用品に（図9）

●穿刺時に使うハイムリッヒバルブ（一方弁）の代用品
　ゴム手袋の指の先端部分を切り取り，チェックバルブを作る（図10）．

まとめ

　災害時はまず迅速かつ正確に PS を行う．医療資源が欠乏した状況下であることを理解し，Improvisation の工夫が必要である．災害現場での治療は根本治療ではなく，安定化治療が原則である．

8-3 治療 —各種損傷・疾患への対応—

目標
主要な損傷形態の現場の治療を学ぶ

① 災害時にみられやすい病態と特異な疾患

鈍的外傷や鋭的損傷，熱傷などは平常時の救急でも遭遇する病態・疾病であり，災害時でもその診断治療方針そのものには変わりはない．ここでは普段あまり遭遇しない，クラッシュ症候群，外傷性窒息，爆風損傷（Blast Injury：BI）を含めて概説する．

② 創処置

ハリケーンなど自然災害時には，創傷を負う危険が高く，小さな創傷の応急手当は治癒を助け，感染を予防する．また，開放創を持つ傷病者は破傷風発症の危険が伴うため，小さな創傷といえども対応は以下のように適切に行う必要がある．
①可能なら石けんときれいな水を用いて完全に手を洗う
②治療中，指で直接創部を触らない
③創部から，貴金属品や衣服を取る
④止血のため直接圧迫を行う
⑤出血が止まったら，創部を清潔に保つ
⑥汚染した物や異物の検索を行う
⑦瓶に入った水もしくはきれいな水で愛護的に洗う
⑧絆創膏やガーゼで覆う
⑨汚染創，咬傷，刺創は開放にしておく

表1　創感染のガイドライン

①感染創の最初の抗菌薬として，抗黄色ブドウ球菌作用を持つβラクタム抗生物質クリンダマイシンが推奨される．
②最近MRSAによる市中皮膚・軟部組織感染症が増加していることを考慮する．βラクタム抗生物質に反応がない市中MRSA感染症には経口，静注を使う．クリンダマイシンは有効との報告もあるが単独使用は疑問である．
③皮下膿瘍への切開排膿は有効である．洪水，海岸，水辺の野宿，甲殻類による創傷では，ビブリオ・バルニフィカスによる感染症などに注意しながら，治療を行う．

⑩可能なら，疼痛の緩和を考える

疼痛は5番目のバイタルサインであり，治療が必要であることを忘れてはいけない．

地震などの災害時には，虚血や創感染による四肢の切断を回避するために創処置を行う．患者の評価の前に，現場では傷病者に接近することが可能なほど安全であるかを確認し，もし必要なら，警察・消防・警備に安全を確保してもらうことが重要である．すべての創処置の際に原則的にはスタンダードプレコーションを実施し，的を絞った既往歴の聴取，他の損傷を除外するための適切な診察を行う．
①組織壊死につながるので，原則としてタニケットは使用しない
②必要なら，創部に近い髪の毛はクリップで留める．剃毛は感染の機会を増すので厳禁
③創部はドライに保つ．深い創は，生理食塩水を浸したガーゼをパックし，その上から乾いた被覆材で覆う
④創感染のガイドライン（表1）に従う（破傷風に注意）
の4点が治療の要点として挙げられる．

③ 破傷風の治療

治療は，TIG療法，対症療法である．

● 治療法
① TIG療法として，外傷患者では破傷風ヒト免疫グロブリン1,500〜3,000単位/1回の投与を行う（組織に結合した毒素を中和できないため，可及的早期に）
② 対症療法として，抗けいれん薬，呼吸循環管理は重要である

● 破傷風の予防

1994年10月の予防接種法改正により，定期予防接種として3〜90ヵ月未満でDPTワクチン（ジフテリア・百日咳・破傷風混合ワクチン）4回，11〜12歳にDTワクチン（沈降ジフテリア・破傷風混合ワクチン）1回の接種が行われるようになった．2012年11月1日から定期予防接種に四種混合ワクチンが導入された．DPTワクチン未接種かつポリオワクチン未接種の場合に，原則として四種混合ワクチンを接種とすることになった．DPTに不活化ポリオワクチン（IPV）を加えたためDPT-IPVと表記される．DPT-IPVワクチンを，生後3ヵ月から3〜8週間隔で3回，3回目の約1年後（6ヵ月後から接種可能）に4回目を接種する．さらに11歳から，DTワクチンを1回接種する．

これらのワクチン接種により発症防御抗体レベル（0.01単位/mL）を超える抗体価を獲得することが可能である．さらに10年ごとに追加接種を行えば，防御抗体レベル以上の血中抗体価を維持できると考えられている．

ワクチン接種から10年以上では，沈降破傷風トキソイドの接種を実施し，さらに創傷の程度により，TIG250単位の投与も考慮する．

④ 四肢切断

救出に時間がかかり傷病者の悪化が考えられる場合や建物の崩壊が切迫し傷病者に生命危険が迫

表2 MESSスコア

		点数
骨・軟部組織損傷	低エネルギー（単純骨折）	1
	中等度エネルギー（解放あるいは多発骨折）	2
	高エネルギー（挫滅）	3
	超高エネルギー（感染，剥離）	4
四肢虚血 (6時間以上の虚血はスコアを倍にする)	正常環流であるが，脈が弱い，触れない	1
	毛細血管充満が悪く，脈が触れない，錯感覚	2
	冷たく，麻痺し，知覚がなく，無感覚	3
ショック	収縮期血圧>90mmHg	0
	一時的な低血圧	1
	持続的な低血圧	2
年齢	<30	0
	30〜50	1
	>50	2

総計7点以上が切断の適応であり，可能な限り末梢で，ギロチン切断を行うことが最良であり，たとえ抗生剤の投与なしでも感染の発生が少ない
(Schultz CH, et al. : Earthquakes. Disaster medicine. Cambridge University Press, Cambridge, pp562-577, 2010より引用して改変)

る状況下では，救出のため四肢切断を実施せざるを得ない時がある．何ら障害を残さなかった可能性のある被害者に実施するものであるため，永久的な機能逸脱，不適当な麻酔や鎮痛処置，現場での止血処置の困難性，感染や敗血症，手技の未熟を考慮すれば，安易な選択は避けねばならない．野外での四肢切断の適応は，①他のどんな方法でも救出不可能，②迅速な救出が望まれる場合（NBC災害，不安定な瓦礫の下など）であり，救助チームとの連携を十分にとり，少なくとも2名の医師の四肢切断に対する合意の上で行うことが理想である．

一方，挟まれ損傷した四肢の切断に関しては，切断四肢重症度スコアリングシステム（Mangled Extremity Severity Score：MESS）が推奨されている（表2）．MESSは四肢が生きているか否か迷う症例において，末梢四肢切断の判断の際に，救助者の助けとなるスコアである．7点以上は積極的な治療を行っても末梢四肢の温存は困難であり，切断を考慮すべきである．災害時には，90〜100％の特異度があるといわれている．

⑤ クラッシュ症候群（図1）

　筋肉の打撲と圧挫による筋組織自体の損傷に筋組織の虚血も加わって横紋筋融解症やコンパートメント症候群を生じるものである．圧迫による虚血障害と圧迫部位の筋組織の挫滅が関与し，圧迫解除による再灌流症候群や横紋筋融解が生じる．全身所見として，高K血症や代謝性アシドーシス，ショック，急性腎不全などを引き起こし，心停止や致死的不整脈を生じる．局所所見として，圧迫部位より末梢側の運動・知覚障害やコンパートメント症候群などを引き起こす．

　初期は，運動障害より感覚障害が主であり，臨床症状も局所的なため見逃されやすい．救出時に圧迫されていた部位の痛みなどを訴えることはなく，しばらくしてから，圧迫されていた部位の麻痺，感覚障害（とくに痛覚と触覚の消失），浮腫が起こり，広範囲に点状出血を生じる．横紋筋融解のため，ミオグロビン尿が出現し，尿が赤褐色に変色し尿量が減少する．両下肢のクラッシュ症候群では，軽度の筋肉痛や手足のしびれ，脱力感などの症状がみられ，両下肢が麻痺していたりするため，脊髄損傷との鑑別が必要である．腹壁の知覚鈍麻がみられないこと，下肢の知覚・運動障害の左右差，損傷部の腫脹などから鑑別する．災害現場のトリアージでは，当初バイタルサインが正常であるため，軽症と判断されやすい．軽症テント内で，崩壊した筋肉から放出される大量のカリウムにより，突然心停止に陥るため，挟まれ外傷救出症例には本症の存在を忘れてはいけない．

　クラッシュ症候群とコンパートメント症候群を別個に治療すべき別の病態と考える人達もいる．前者は損傷による細胞死が最初で，引き続いて浮腫や筋区圧が高くなるのに対して，後者は外傷（挟まれ外傷など）によって筋区圧が上昇し，それにより二次的に細胞死が生じる．理論的には，クラッシュ症候群はすでに細胞死であるため，筋膜切開は不必要な死を招くとされる．しかしながら，両者を臨床的に区別することは困難であり，また，最初の因子が何であれ，両者は共存し，筋区画圧が上昇すれば，細胞死が進むため悪循環に陥る．したがって，筋区画圧の上昇が疑われる状況では，筋膜切開を行うことが推奨されている．四肢や生命を救いたい状況では，筋膜切開を行わないことより行うことがよりよい選択である．確かに不必要な筋膜切開は罹患率を上げるがたいていは軽度な症状で済むため，四肢や生命の保護に重きをおく判断が優先されるべきである（図2）．

　受傷機転として，地震や作業中にみられるような重量物による圧迫以外に，脳血管障害や薬物中毒などで，倒れていたあるいは長時間同一姿勢を強いられていた場合などが挙げられる．第二次世界大戦中ドイツ空軍によるロンドン空襲で，瓦礫の下敷きとなった市民が，助け出された後に状態が急変し突然死することから注目されたといわれる．「微笑み死，感謝死」とも呼ばれている．救出された瞬間，救助者たちに微笑み感謝していた傷病者が，その後，救出されたことによって生じる再灌流障害によって致死的な状態に陥るためである．救出され軽い痛みを感じはするが，感情的

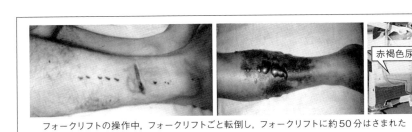

フォークリフトの操作中，フォークリフトごと転倒し，フォークリフトに約50分はさまれた

図1　クラッシュ症候群

（玉井文洋，他 監修：圧挫症候群．主要所見から学ぶ救急現場のケススタディ．東京法令出版，東京，pp58-59, 2006 より引用して改変）

第2章　災害対応のパラダイム

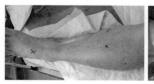
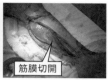

22歳男性．サッカー練習中に左足を強打．練習後飲酒して座ったまま就寝．左下肢は正座状に屈曲したままとなり，痛みで目が覚めて，救急要請．
左下腿の腫脹を認め，皮膚の張りも強い．足背部の色調も不良．

図2　減張のための筋膜切開

な問題のため病的状態を忘れてしまうことや，当初は物理的な苦痛が少ないため，救出された人たちは問題ないと誤解されやすく，ときに致命的になる．

● クラッシュ症候群への対応，処置治療

初期には末梢動脈の拍動は触知し，軽症と判断されたりする．20～30分以上挟まれていたり，捕まれていたりしていれば，クラッシュ症候群が疑われ，所見・症状，関連症状に留意する．治療の目標として，突然死の予防，腎不全の予防，受傷した四肢を助けること，可能なら救出以前に医療機関を選定しておくことが重要である．
救出以前と救出時に分けて対応処置を挙げる．
①救出以前（レスキュー隊員と協力の上）の対応
- クラッシュ症候群の傷病者に気付く．骨折，実質臓器損傷，脊椎脊髄損傷の合併に注意する
- モニターを装着する
- 救出後クラッシュ症候群や心停止の可能性を予期する
- 0.9％生食を静脈投与（カリウムフリーの輸液が原則）．輸液は生理食塩水を第1選択とし，救出中から1,000～1,500mL/hrを投与し，重炭酸ソーダを生食1Lに対して1筒投与する．1,500mL/hrの維持輸液と救出直前に1.5～2L追加投与を行う．病着後はNa負荷を減らすため，5％ブドウ糖液に変更する．輸液を早く開始するほど，急性腎不全の予防がうまくいくため，救出後6時間以内に輸液を投与することが推奨される

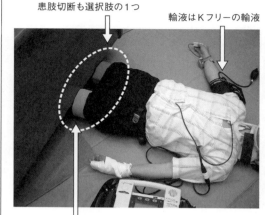

図3　重炭酸ソーダを持たない場合の
クラッシュ症候群への対応

(Schultz CH, et al. : Earthquakes. Disaster medicine. Cambridge University Press, Caimbridge, pp562-577, 2010 より引用して改変)

②救出時の対応
- 心電図モニターは幅広いQRS（0.12 sec 以上）期外収縮，心室性頻拍，心室細動に留意する
- 0.9％生食の投与を継続
- 傷病者が心停止になったら，外傷性心停止として加療する．5～10分ごとに重炭酸ソーダ1mEq/kgを静注する
- ショックパンツ（MAST-pants）は禁忌である

救出時に高K血症対策としての重炭酸ソーダを持たない場合（図3）は，①現場の崩落が切迫しており救出を可及的速やかに行う必要がある場合は，挟まれた四肢の切断，もしくは緊縛（理論上は突然死予防に有効と思われるが裏付ける証拠がない）．②現場は安定しており，崩落の危険がない場合は，体制や装備が整うまで救出を遅らせる（待機的救出）の2通りの選択がある．現場に派遣された医師は，救出を急ぐレスキュー隊員に，早期救出の是非に対して適確に助言することが望

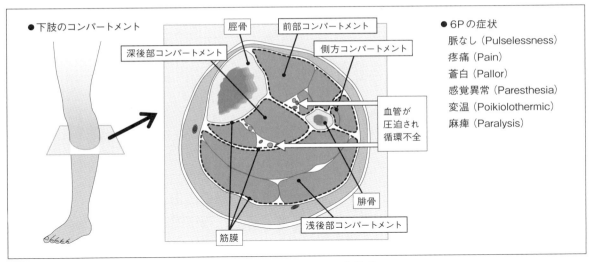

図4 コンパートメント症候群
筋内圧が30～35mmHg以上なら筋膜切開．感染の危険が増すため，創は解放で滅菌覆布抗生剤の予防投与は議論の余地あり
(Schultz CH, Deynes S：Earthquakes. Disaster medicine. Cambridge University Press, Caimbridge, pp562-577, 2010 より引用して改変)

まれる．

③病院内の対応

最初の2日間は大量輸液は有効でないので，重症外傷例には高張食塩水が安全で有効という報告もある．尿道留置カテーテルを挿入し，正確な尿量を測定するとともに，尿のアルカリ化を図る．高張利尿剤，マニトールは，フリーラジカルスカベンジャー作用があり，再灌流障害を予防する．中等度の傷病者で尿の定性反応で鮮血を認めれば，顕性化していない横紋筋融解が判断できる．施設の収容力の限界のため，退院させざるを得ない場合には，尿の色と量をチェックするよう勧告し，体重増加や浮腫のような急性腎不全の症状を観察させる．地震の際に，建物の崩壊や屋内収容物の転倒による犠牲者は数多く，短期的な死亡率は，埋没されている時間が長ければ，劇的に増加する．24時間を過ぎると生存曲線は急激に低下し，5日を過ぎると発見時には死亡していることが多くなる．

●**横紋筋融解症**

クラッシュ症候群同様，外傷機転から名づけられた診断名である．

筋肉組織の崩壊（筋肉の打撲などの外傷の他，熱中症，薬剤性，筋組織の虚血など）で生じたミオグロビン（筋肉の構成成分）が血中に放出され，筋肉の腫脹に伴う脱水と相まって腎臓に障害を与え腎不全の原因となる．

●**コンパートメント症候群**（図4）

筋肉の打撲や虚血により筋組織が障害を受け腫脹が強くなると，筋肉を包む筋膜の中で圧力が異常に高まり，筋肉組織の虚血が進行する．放置するとさらに筋内圧が上昇し，横紋筋融解症の進行，神経障害による感覚・運動障害が進む．脱水改善，腎不全予防のための大量輸液などの治療も悪化に拍車をかける可能性がある．

血行障害と異なり，早期では末梢の動脈拍動が触知される．逆説的にいえば，末梢の動脈拍動消失まで放置してはいけない．

治療は外科的に筋膜を切開し減圧する．皮膚も減張切開する．

⑥ **外傷性窒息**（図5, 6）

1837年 D'Angers が初めて報告した病態である外傷性窒息は，建物内で設置物などにより胸部を圧迫されて起こるものである．心臓性の心肺停

第2章　災害対応のパラダイム

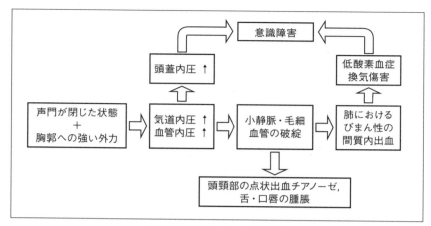

図5　外傷性窒息の外傷機転

(玉井文洋, 他 監修：外傷性窒息. 主要所見から学ぶ救急現場のケススタディ. 東京法令出版, 東京, pp44-45, 2006 より引用して改変)

止 (CPA) に比し，予後がよいため，災害時でも心肺蘇生術の対象になる．声門が閉じた状態で胸郭に強い外力が加わることによって，気管内圧や血管内圧が上昇する．それにより，頭蓋内圧が上昇し意識障害，さらには，小静脈・毛細血管の破綻により肺のびまん性間質性出血，眼球結膜の点状出血，さらに低酸素血症，意識障害が生じ，心肺停止状態にまで陥る．

たんすや壁，機械などの重量物による圧迫や，階段などでの人による圧迫（群集雪崩）などの受傷機転を把握することが重要である．本症による特徴的な所見（チアノーゼ，点状出血，意識障害など）を理解しておけば，視診から診断は容易となる．クラッシュ症候群以外の部位の皮膚は，他の外傷がなければ，ピンク色が保たれる．

小児の胸郭は成人と比較して柔らかく，外傷性窒息が生じやすいため，小児は特に注意が必要である．声門が閉じた状態で重量物が胸郭上に乗ると，呼吸運動の制限や胸腔内圧の上昇，気道内圧の上昇，静脈環流障害による毛細血管の破綻が生じ，これにより頭部・顔面・眼瞼などに点状出血をきたしたり，肺出血と低酸素血症，粘膜肥厚，チアノーゼ，意識障害などが引き起こされたりする．

本症例は当初瀕死状態にみえるが，迅速な気道確保と補助療法にて，48時間以内に著しい回復がみられる．窒息の時間は短く，他の合併損傷も

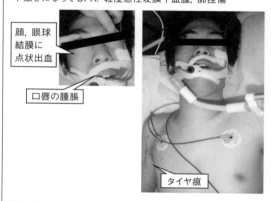

図6　外傷性窒息の1例

(玉井文洋, 他 監修：外傷性窒息. 主要所見から学ぶ救急現場のケススタディ. 東京法令出版, 東京, pp44-45, 2006 より引用して改変)

重症ではない．

⑦ 爆風損傷（BI）

●爆風のメカニズム（図7）

爆風は固体や液体が急速な化学反応でガスに変化することにより発生する発熱性の反応であり，圧縮されたエネルギーが爆発と局所の圧の急激な上昇をもたらす．エネルギー放出の速度の違

8-3 治療 —各種損傷・疾患への対応—

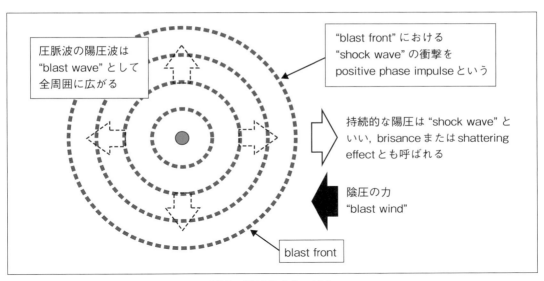

図7 爆風のメカニズム
(Greenberg MI, et al.: Introduction of Explosions and Blasts. Disaster Medicine, Mosby Philadelphia, pp736-744, 2006 より引用して改変)

いで,「通常爆発物」と「高性能爆発物」に大別される.爆発により「圧脈波」の陽圧が全周囲に「blast wave」として音速以上の速さで伝搬し,「blast wave」の最も外周の縁を「blast front」と呼んでいる.障害物にあたった時は,一瞬にして大気圧以上に上昇する.通常爆発物では,持続時間は100mm/sec以下といわれている.「brisance」もしくは「shattering effect」と特徴ある名前で呼ばれる「shock wave」の陽圧は持続し,「blast front」における「shock wave」は「positive phase impact」として知られており,爆風に関連した損傷の重症度に最も重要な因子である.

爆発により爆心部は相対的な真空状態が作られ,一時的な陰圧になり,この陰圧により生じた爆心部に向かう爆風を「blast wind」といい,800mile/hrの速度に達する.

陽圧波が一次的BIの主たる原因であるが,陰圧波(NPI)は二次的,三次的BIを作る基本的機転である.

● BIのメカニズム

軽い爆風では"deflagration"と呼ばれる過程によってゆっくりエネルギーが放出されるが,激しい爆風ではすべての方向に"blast wave"として

圧波が及ぶ.爆発の大きさ,爆心からの距離,周辺の状況(空気あるいは水)により,損傷の程度が変化し,限られた空間や水中は損傷が大きくなり,また,爆風は堅い表面に反映されると本来の波より何倍も強い爆風になる.さらに,陰圧波の衝撃も加わり,損傷は大きくなる.一次的BIは,いくつかの異なったメカニズム,irreversible work, inertial effect, spalling, implosionで損傷を引き起こす(表3).

表3 一次的BIのメカニズム

①irreversible work(避け難い損傷)
 ● stress wave:直接の圧波の強さによるもの
 ● shear wave:速度に関係するもの
②inertial effects(同じ力でも隣接している異なる比重の対象では影響が異なる)
 ● 胸廓の圧迫は,肺実質内の空気を圧迫するが,気管内の空気の圧迫より遅い
③spalling(より密集した層で圧縮波が表面に加わった時,比重の異なる2つの層の間の境界が分裂する)
 ● 液体で満たされた臓器は損傷の速度と力が増強される
④implosion(気泡の力強い圧縮)
 ● 組織の中で,再膨張し組織を障害する

(Greenberg MI, et al.: Introduction of Explosions and Blasts. Disaster Medicine, Mosby Philadelphia, pp736-744, 2006 より引用して改変)

第2章 災害対応のパラダイム

● BI の分類
外傷機転から4型に分類される（**表4**）．
① 一次的 BI
　爆風の直接的な効果によるもの
② 二次的 BI
　爆発からの発射体によるもの
③ 三次的 BI
　構造的な崩壊，爆風により投げられることによるもの
④ 四次的 BI
　やけど，吸入傷害，慢性の病気の悪化など

● 外傷の種類（図8）
外傷の種類としては，鈍的外傷（圧挫や剪断によるもの，多数の人達の衝突によるもの，周囲の対象物との衝突によるもの，体内の支持組織の衝突によるもの），穿通性外傷，爆風による損傷（爆燃，爆風）がある．

鈍的外傷には，クラッシュ損傷（再灌流障害，横紋筋融解による全身障害，高度の高K血症による致死的不整脈・心停止，多量のNaと水分の分布障害による循環血液量の減少），外傷性窒息，鈍的銃創がある．鈍的銃創は通常，暴徒を沈静化させるためのゴム弾や防弾チョッキを着た時の銃創（心臓，肝臓，脾臓，肺，脊髄などの脆弱部にみられやすい）による．

鋭的損傷では，創部の特徴は組織の持つ生物学的な性質や飛翔物の物理的な特徴による．飛翔物の特徴は大きさ，形，速度，変形の性質による．飛翔体のエネルギーは伸展やキャビテーションを生じ，損傷は組織の密度や弾性に大きく依存する．一般的には，速度の速い武器は低いものより，速度に応じて，組織破壊が大きい（cut off：1,100

表4　BIの分類と外傷機転

一次的 (primary)	
①irreversible work, ② inertial effects, ③spalling, ④implosionによるもの	空気に満たされた臓器に起る
二次的 (secondary)	
"missile effect"と呼ばれる飛翔物によるもの	爆風により飛ばされた飛翔物による穿通性外傷
三次的 (tertiary)	
壁などに衝突して生じる"deceleration forces"	固い物や地面に打付けられて生じる鈍的外傷
四次的 (quaternary)	
その他：温度・化学熱傷，吸入気道損傷，クラッシュ症候群など	爆発に関連する基礎疾患の増悪も含む損傷，疾病

(Greenberg MI, et al.：Introduction of Explosions and Blasts. Disaster Medicine, Mosby Philadelphia, pp736-744, 2006 / American Medical Association：Chapter 3：Traumatic and Explosive Events. Basic Disaster Life Support. AMA：3-1-3-25, 2004 より引用して改変)

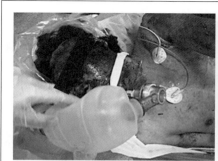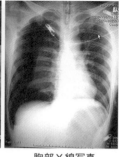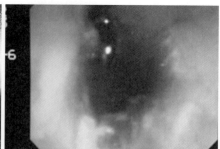

爆発事故により，　　　　胸部X線写真　　　　鼓膜破裂
顔面・上半身に重症熱傷　気胸，肺挫傷

図8　BI例

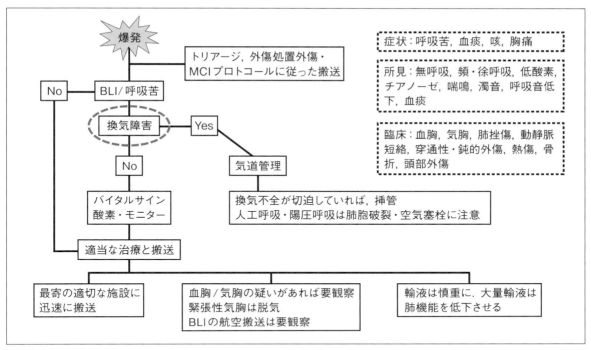

図9 BLI取り扱いプロトコール

(Centers for Disease Control and Prevention : Blast Lung Injury : Prehospital Care. http://www.emergency.cdc.gov/masscasualties/blastlunginjury_prehospital.asp より引用して改変)

feet/sec).

① 一次的 BI の損傷形態

高性能爆薬に特有的であり，体表面に加わる過剰な加圧波の影響により生じる．一般に空気に満たされた器官と流動する空気と接触面を持つ臓器，中耳，肺，消化管などが最も障害を受けやすい．

一次的 BI は，爆発によって生じる最も普遍的なものではない．当初気付かれず遅れて現れたり，多数傷病者発生事故（MCI）では派手な損傷や目に付きやすい損傷に注意を奪われ見逃されるため，正確な発生率は知られていない．損傷形態は，爆風肺損傷（Blast lung Injury : BLI），鼓膜損傷，腹腔内出血，穿孔，眼球破裂，肉眼的な頭部外傷所見のない頭部外傷などがある．

● 聴覚器官の損傷

爆風により最も損傷を受けやすい部位として，鼓膜破裂，耳小骨脱臼，卵円孔破壊の3ヵ所が挙げられる．鼓膜破裂は一次的 BI があるかないかの指標であるが，これがないからといって他の臓器損傷を否定できない．また，BI のトリアージは MASS トリアージが知られているが，呼びかけに対して聴覚障害を訴える傷病者は BI があるものと判断する．

● BLI

肺は2番目に損傷を受けやすい部位で，救出された生存者にみられる最も致命的な損傷である．3主徴として，無呼吸，徐脈，低血圧がある．通常，症状はすぐ出現するが，48時間後に明らかになることもある．肺挫傷，空気塞栓，フリーラジカル反応（血栓形成，リン酸化，播種性血管内凝固症候群を引き起こす）がみられる．圧損傷を常に考慮する必要があり，全身麻酔や転送の際には，予防的に胸腔ドレーンを挿入することも考える．

BLI の取り扱いフロー図を図9に示す．

● 爆風による腹部損傷

実質臓器損傷は少なく，大腸が最も損傷を受けやすい．ガス栓塞による腸管虚血が遅発性の腸管

表5 一次的BI

損傷部位	損傷形態
聴覚器官	鼓膜破裂,耳小骨損傷,蝸牛損傷,異物
眼球,眼窩,顔面	眼球破裂,異物,空気塞栓,骨折
呼吸器系	爆風肺損傷,血胸,気胸,肺挫傷,肺出血,動静脈瘻(空気塞栓の源),気道上皮の損傷,誤嚥性肺臓炎,敗血症
消化器系	消化管穿孔,出血,肝臓脾臓破裂,敗血症,空気塞栓による腸間膜虚血
循環器系	心筋挫傷,空気塞栓による心筋梗塞,ショック,迷走神経性低血圧,末梢血管損傷,空気塞栓関連障害
中枢神経系	脳震盪,閉鎖性・開放性頭部外傷,卒中,脊髄損傷,空気塞栓関連障害
腎泌尿器系	腎臓挫傷・裂傷,横紋筋融解・低血圧・脱水による急性腎不全
四肢	外傷性切断,骨折,クラッシュ症候群,コンパートメント症候群,熱傷,切創,裂傷,急性動脈閉塞,空気塞栓関連障害

(Centers for Disease Control and Prevention : Explosions and Blast Injuries : A Primer for Clinicians. http://www.emergency.cdc.gov/masscasualties/explosions.asp より引用して改変)

穿孔を起こす．爆風の外傷機転から，陸上より水中での爆発の方が消化管の圧損傷が多い．腹痛，吐気，嘔吐，血便，直腸痛，テネスムス，睾丸痛，説明不能な循環血漿の減少などの所見・症状がみられる．BIが疑われる傷病者は，胸部と腹部X線撮影が必須である．

● 他の臓器損傷

眼球には眼球破裂，漿液性網膜炎などが挙げられる．頭部外傷に関しては，爆発は熱と空気の加速による急激な空気圧の上昇と直後の急激な減圧を引き起こす．この圧の変化が直接に脳損傷を発生させる場合と圧損傷によるガス塞栓を引き起こす場合と2通りの外傷機転が考えられる．

一次的BIの損傷部位と病態を表5にまとめた．

②二次的BIの損傷形態

爆発で生じた飛来物(金属片，ガラス片など)により生じるものである．穿通性外傷または鈍的外傷があり，大きなビルの崩壊を除外すれば，軍事あるいは民間テロでは主な死亡原因になる．多くは汚染創であり，開放処置と破傷風予防が必要になる．皮膚や衣服は広い範囲で爆風により生じた破片(ガラス，木片，石，その他の小片)から臓器を保護しているが，埃の小さな粒が皮膚に入り，「dust-tattooing」として知られている変色がみられる時もある．

③三次的BIの損傷形態

爆風によって身体が投げ出され建築物や車両の残骸などの固定物に衝突し，急激な減速による損傷である．打ち付けられる場合や固定されたものに突き刺さる場合もある．構造物の崩壊も加われば クラッシュ症候群やコンパートメント症候群など重大な鈍的外傷を引き起こす．

④四次的BIの損傷形態

一次，二次，三次的損傷に関係のない爆風に関連した損傷・疾病を指す．

喘息，慢性閉塞性肺疾患(COPD)，冠動脈疾患(CAD)，高血圧，糖尿病などの既存疾患の増悪，熱傷(化学，温度)，毒物吸入，放射線被曝，一酸化炭素やシアンによる窒息などが含まれる．

一次～四次的BIの損傷形態を表6にまとめた．

● 病院前救護活動での留意点

まず，どんな種類で，どのくらいの大きさの爆発物か，爆発物との関連からどこに傷病者を集めるか(活動場所の設定が重要)，爆発は，閉鎖空間(室内)，車両内あるいは開放空間か，爆発後の傷病者の動きはどうか，火災や蒸気で気道損傷が起きていないか，爆発との関係で，頭・体幹の位置はどうなっていたか(外傷機転を知るうえで重要)など，現場の状況を把握する．

歩行可能な軽症者の一部は現場での治療もなしに，自分自身で民間の交通輸送を使って避難することも考えられるので，トリアージをすり抜ける可能性が高い(MASSトリアージでは正解率は70％程度)．また，鼓膜損傷による聴覚障害があれば，BIありと判断する．

表6 BIの損傷形態

分類	特徴	影響を受ける部位	損傷形態
一次的	身体表面への過大な圧波の衝撃により起こる独自のもの	空気を含んだ臓器がもっとも影響を受ける（肺，消化管，中耳）	爆風肺損傷（肺圧損傷） 鼓膜破裂と中耳損傷 腹腔内出血，穿孔 眼球破裂 脳震盪 （身体的所見を伴わない外傷性頭部損傷）
二次的	飛翔体や爆弾の破片で生じる	全身	穿通性弾丸（残骸）あるいは鈍的外傷 眼球穿孔（無症状）
三次的	爆風によって飛ばされて生じる	全身	骨折と外傷性切断 閉鎖性または開放性頭部外傷
四次的	一次，二次，三次のメカニズムによらない損傷，疾患，疾病のすべて既往症の悪化や合併症を含む	全身	熱傷（I，II，III） クラッシュ症候群 閉鎖性または開放性頭部外傷 喘息，COPD，埃や煙や中毒物質による呼吸障害 狭心症 高血糖，高血圧

(Centers for Disease Control and Prevention : Explosions and Blast Injuries : A Primer for Clinicians. http://www.emergency.cdc.gov/masscasualties/explosions.asp より引用して改変)

現場では救出救命を優先し，爆発後第一救急対応者はトリアージに専念する．救命率を向上するには，トラウマ・バイパスを考え，一次外傷トリアージにより評価すること．窒息，気胸，チアノーゼ，呼吸困難，上気道閉塞，低血圧をチェックし，酸素，SpO_2 モニター，挿管，人工呼吸，胸腔穿刺などにて安定化を図る．ヘリ搬送は原則避け（ガス交換を悪化させる可能性があるため），現場で補助・人工呼吸が必要な傷病者については気胸，空気塞栓の発生を念頭におき，体位の管理も重要（座位は禁忌，左側臥位が望ましい）である．

2次爆発テロにも注意しつつ，現場の処置・搬送などを行う必要がある．

●救急外来での対応

一次的 BLI に対して救急外来では，
①すべての爆風損傷が疑われる症例に胸部 X 線撮影，必要に応じて CT を撮影する
②人工呼吸も含めた陽圧換気の際には，空気塞栓，圧損傷に注意する
③低酸素血症であればフレイルチェスト，呼吸筋低下，代謝性変化，気道閉塞，中枢神経障害，空気塞栓，鎮静薬の影響，横隔膜損傷を考える

の3点を心がける．

初診時に低血圧を示していれば，
①出血
②心筋障害
③迷走神経反射
などを考える．

空気塞栓を疑う際には，以下の点などに留意する．
①人工呼吸により発生率が増加する
②爆発2時間以内に発症する
③脳と冠動脈が最も重篤である
④網膜動脈空気塞栓は肉眼で確認できる

同時に二次的，三次的 BI による直達頭部外傷を見逃さないこと．腹部外傷では，最軽症以外はすべて腹部 X 線撮影を行い，遅発性穿孔に注意が必要である．

●病院内の対応

爆風創特有の対応が要求される．
①可能であれば麻酔を必要とする外科手術は 24〜48 時間延期する
②陽圧呼吸あるいは全身麻酔を必要とした傷病者の死亡率は高い
③重症患者の診療の流れを妨げる大きな要素

は，有効なショック治療室，CT の数であり，手術室の数ではない
④ BI の生存者の 50％に精神的障害が発生するため，退院後すべての傷病者に精神的な追跡が必要である
⑤全身性空気塞栓への対応が必要である
- 初期獲得目標として，バッグの強制換気は避けるなど，気道内圧を血管内圧より低く保つ．
- 肺損傷に対しては左右独立肺換気のための選択的挿管，迅速な開胸と肺門クランプを考える．
- 根本治療は高気圧酸素療法である．
- 空気塞栓症の注意事項として，坐位は禁忌である．気泡を右心房内に留め，脳に行かせないようにするための左側臥位は従来からいわれてきたが，近年はあまり意味がないともいわれている．

● 入院の適応

入院の適応として，
① 重症熱傷
② 空気塞栓の疑い
③ 放射線被曝
④ 創部汚染
⑤ バイタルサインの異状
⑥ 異常な肺所見
⑦ 肺挫傷，気胸の臨床的あるいは画像的な陽性所見
⑧ 腹痛，嘔吐
⑨ 胸郭，腹部，頸部，頭部の穿通性外傷

が挙げられる．

● 疫学調査

Frykberg & Tepas による 200 件の爆発事案の傷病者計 3,357 名の検討では，現場での即死率 13％，生存率が 87％であった．87％のうち，30％が入院，18.7％が重篤であり，死亡率は 2.3％であった．重篤 18.7％の死亡率は 12.4％であり，早期死亡でも晩期死亡でも頭部外傷が最多の原因であった（前者：71％，後者：52％）．生存者 812 名に外科的処置が施され，その内訳は，軟部組織損傷 544 名（67％），整形外科的損傷 142 名（17.5％），腹部外傷 45 名（5.5％），頭部外傷 17 名（2％），その他の外傷（胸部，耳，血管，頸部，脊髄損傷，末梢神経損傷）65 名（8％）であった．

まとめ

2006 年 3 月東京都防災会議地震部会による首都直下地震による東京の被害想定では，「死亡は火災を原因とするものが多く，負傷は建物および屋内収容物の転倒を原因とするものが多い」と報告されている．この報告から，クラッシュ症候群，外傷性窒息を見逃してはいけない．

現場での治療は災害にみられる特徴的形態（爆風損傷，クラッシュ症候群，外傷性窒息）を理解した上で実施する．

8-4 治療 —マスギャザリング医療—

目標

マスギャザリングの2つの側面（疾病発生の側面，集団災害発生の側面）と，PPR, PTHR, TTHR, PPTT, MUR を理解する．

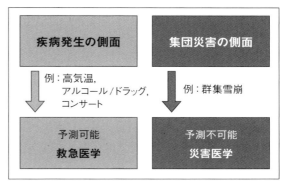

図1 マスギャザリングの2つの側面

① マスギャザリングの定義

オリンピックや宗教巡礼など，原則1,000人以上（通常は25,000人以上）が，特定の場所，特定の目的，特定の期間，に集合した状態をマスギャザリングと称する．

グローバリゼーションの結果，マスギャザリングの大きさ，性格，目的が変化し，従来と異なった健康被害が出現し，健康被害が閉鎖的集団，非閉鎖的集団に増加している．

● 2つの側面

マスギャザリングには，「疾病発生の側面」と「集団災害発生の側面」がある（図1）．前者は予測可能で救急医療の範疇であり，後者は予測困難で集団災害の範疇である．基本的な考え方は，両者とも，「最悪に備えて最良を願う」である．

表1 データ集積検討のための指標

- PPR (patient presentation rate/1,000)
  ⇒1,000人に対する患者数
- PTHR (patient transport to hospital rate)
  ⇒病院へ搬送される患者数
- TTHR (transport to hospital rate/1,000)
  ⇒1,000人に対し病院へ搬送される人数
- PPTT (patient per 10,000 people in attendance)
  ⇒参加者10,000人に対する患者数
- MUR (medical usage rate)
  ⇒医療を要する率

② 疾病発生の側面

「人が集まると本当に疾病が増加するのか？」はいくつかの指標（表1）を用い，過去のデータから比較検討されてきた．Grantらのニューヨーク州祭の診療所において救急医が診察した結果の調査報告では，PPRが平均4.8±1.1，TTHRが平均2.7±1.1であり，1万人に対して4.8人の傷病者が発生し，2.7人が病院へ搬送されている．内訳は，脱水・暑さ関連傷病11.4%，表皮剥脱・裂傷10.6%，転倒関連傷病10.2%が多かった（表2）．

心肺停止（CPA）の発症率は，平常時あるいはクラシックコンサートでは0.019PPTT（1.9人/100万人），サッカーゲームでは0.03PPTT（3人/100万人），飛行機内では0.08PPTT（8人/100万人）とイベントの種類や場所により異なっている．また，豪州の210のイベントの調査では，

表2　ニューヨーク州祭の診療所において救急医がみた傷病者のデータ

2004～2008年の5年間の平均参加者は950,973名，総傷病者数は2,075名，平均年齢＝34.4±21.6，女性が58.1%

年	PPR (n/10,000)	TTHR (n/100,000)
2005	4.5	1.4
2006	3.8	2.7
2007	6.3	4.2
2008	4.6	2.6
平均	4.8±1.1	2.7±1.1

(Grant WD, et al.: Mass-gathering medical care:retrospective analysis of patient presentations over five years at a multi-day mass gathering. Prehosp Disaster Med 25 (2): 183-187, 2010 より引用して改変)

表3　豪州における総データ（201イベント*）の検討

総参加者数	12.04百万人
総傷病者数	11,956人
搬送された傷病者数	330人
傷病者発生率/1,000 (PPR)	0.992
病院への搬送率/1,000 (TTHR)	0.027
文献上のPPR	0.5>2
文献上のTTHR	0.01>0.55
本研究におけるPPR	0.0～26.8

● 群衆1,000人に約1人の傷病者
● 群衆10万人に約3人が病院に搬送

*イベント：オーストラリアンフットボール，ラグビー，競馬，航空ショーなど
(Arbon P: Understanding risk and uncertainty:Mass gathering medicine. より引用して改変)

表4　米国：予測傷病者数と医療

● スポーツイベント：0.3～1.6per1,000
● マラソン：24per1,000
● ロックコンサート：0.96～17per1,000
⇒大半の傷病者は看護師および救急隊によりトリアージ，治療される
⇒少なくとも5万人に対して医師1～2名，1万人に対して救急隊看護師1名

(Báez AA, et al.: Basic Principles of Mass Gathering Medical Care. The Department of Emergency Medicine, Mayo Clinic College of Medicine. より引用して改変)

傷病者発生率0.992PPR（0.9人/1,000人），病院搬送率0.027TTHR（2.7人/10万人）であった（表3）．米国のデータでは，スポーツイベントでは0.3～1.6人/1,000人，マラソンでは24人/1,000人，ロックコンサートでは0.96～17人/1,000人とイベントの種類により異なっている．大半の傷病者は看護師および救急隊により，トリアージ，治療されており，少なくとも5万人に対して医師1～2名，1万人に対して救急隊看護師1名が必要とする報告もある（表4）．

「群集」が健康被害を増加させる因子として，短期間に多くの訪問者が流入する，土地柄や文化の大きく異なる地域から集まってくる，非常に混雑した状態に陥る，感染性疾患の伝染と急速な伝搬が生じる，元々の居住者の反発などが考えられる．発生する健康被害への対応として，公衆衛生の監視，アウトブレイクの認識と感染源の診断，通信伝達網による情報提供，分離・隔離などを含めた対応と救急医療資源の確保，薬品・資器材を含めた医療資源の確保などが挙げられる．

● 傷病者の重症度，内訳

傷病者の重症度は，軽症がほとんどであり（表5），また，サッカーゲームの検討では，擦過傷などの外傷，頭痛，消化器症状が主であった（図2）．大抵の場合に擦過傷への対応と鎮痛剤があれば足りる．『バンドエイドとアスピリン』で十分といわれているにも拘らず，現場に医師が必要とされる理由には，安い費用（ボランタリー），軽症の外傷や疾病への迅速な対応，病院へ搬送される患者の減少，治療拒否患者の対応ならびに治療の可否，重症対応，根本治療までの距離短縮，公共機関としての役割，災害対応の改善などが挙げられる．

● マスギャザリング医療（MGMC）と資器材

MGMC（mass gathering medical care）の基本は，現場における医療の提供と医療救護所における救急体制の質の維持である．前者には，患者への迅速なアクセス，トリアージ，安定化治療，医療機関への搬送の可否・搬送先決定などが要求され，後者には事前の検討や準備から傷病者発生の要因やMURの評価などが含まれる．MURと関

8-4 治療 —マスギャザリング医療—

表5 各トリアージカテゴリーの傷病者の割合

カテゴリー	重症度	バイタルサイン	精神状態	%
1	重篤	不安定	異常	0.02
2	重症	不安定の可能性あり	異常の可能性あり	1.1
3	中等症	通常は安定	正常	12
4	軽症	安定	正常	87

10,000人に1台の救急車, 50,000人に1～2人の医師で十分かどうか？

（Australian Emergency Manuals Series:Manual2 Safe and Healthy Mass Gatherings:Chapter6;Medical Care, p38-43. http://www.health.sa.gov.au/pehs/publications/ema-mass-gatherings-manual.pdf より引用して改変）

を考慮して，「最悪に備えて最良を願う」の基本方針から，心肺蘇生術を行える資器材も必要である．必要な資器材と薬品の一例（**表6**）と必要薬剤の準備のための「ABCDEs」を紹介する（**表7**）．

●スタッフ

救護所と巡回の両方にスタッフが必要である．救護所には，TTHR：0.03～0.07，患者数は約0.5PPTTであるため，計画では1万人に最低1人の患者を見込んでおけばよいとする文献もある．また，5万人ごとに医師が1～2名，救命士2名（もしくは救命士1名と救急隊員1名）とし，救命士あるいは救急隊1名は認定看護師の代役も可能とする報告もある．スタッフの疲労を考慮して，2人8時間交代勤務で4時間ごとの勤務が理想と指摘する報告もある．

●事前計画で重要な事項

事前計画では表8に示すように，救護面からみた大きな9要素とイベントの内容が重要である．さらに，医療計画では8つの重要なポイントがある（**表9**）．

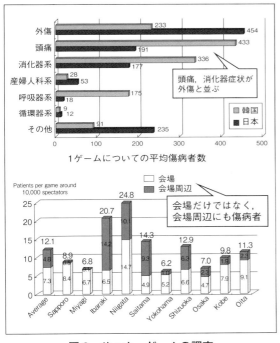

図2 サッカーゲームの調査

（Smith W : Mass gathering Medicine. http://www.preventionweb.net/files/11214_Massgatheringspresentation.pdf より引用して改変）

③ 集団災害発生の側面

人数が増加すればするほど疾病が増加していくわけではなく，参加人数が増加し過ぎるとMURはかえって減少する（図3）．開催地，あるいは，出口や通路の移動群集密度が5平方フィート/1人（0.45m²）以下であれば，群集雪崩が起こり，集団災害が発生する．集団災害の側面からみたマスギャザリングは，群集雪崩，外傷性窒息，パニック，予防と計画についての知識が必要である．

●群集雪崩

群集雪崩とは，雑踏における人間行動の中でもっとも災害を起こしやすいものの1つであり，ビルの火災やイベント会場からの撤収などの際の出入口の混雑が引き金になる．発生要素は，「混雑の力（Force）」「群集の行動に対するリアルタイムな情報あるいは確認情報（Information）」「現場の物理的な空間（Space）」「発生時間と持続時

係の深い因子は，ドラッグやアルコール，高気温（27℃以上），屋外，着席ではない立ち見，ロックコンサート（クラシック音楽に比して）などであり，イベント種別によるMURの相違はイベント開催時の計画に役に立つ．

MGMCは，CPAの発生率も高くなることな

表6 MGMCの基本的必要資器材と薬品

◆救命処置	◆薬品
AED	アトロピン
モニター&除細動器	モルヒネ
◆気道確保一式	50%ブドウ糖
喉頭鏡	アルブタノール
外科的気道確保用具	ニトログリセリン
酸素投与一式	アスピリン
バッグバルブマスク	ジフェニルヒドラミン
吸引装置	ナロキサン
◆標準資器材	リドカイン
包帯	エピネフリン（1:1000）
固定用具	アデノシン
輸液セット&輸液	フロセミド
注射針&注射器	鎮痛薬
聴診器	
無線機	
Heimlich valveも含む気胸セット	

（Steven P：Medical Care of Mass Gathering. Disaster Medicine, Philadelphia, pp274-278, 2002 より引用して改変）

表8 計画で重要なこと

救護面からみた大きな9要素
● 群集の大きさ
● 人員
● トリアージと医療施設
● 医療行為
● 講習への情報と教育
● 医学的な記録
● 相互援助
● データ集積
● その他：アクセス，災害対策，天候，期間
イベントの内容
● イベントの種類：スポーツ，コンサート，サミットなど
● 時間：日〜年
● 場所と施設：（屋内：都会のスタジアム）対（屋外：郊外の野外）

（Báez AA, et al.：Basic Principles of Mass Gathering Medical Care. The Department of Emergency Medicine, Mayo Clinic College of Medicine. より引用して改変）

表7 必要薬剤・資器材のABCDEs

A
● Airway（気道確保）
● Allergic reactions/Anaphylaxis（アレルギー，アナフィラキシー）
● Analgesics（鎮痛薬）
B
● Breathing（呼吸）
● Bites/Burns/Bones/Back pain（咬傷，熱傷，骨，背部痛）
C
● Circulatory problems：ACLS medications（ACLS必要薬剤一式）
D
● Disability assessment：Stroke, Headaches（脳障害：脳卒中，頭痛）
● Drug ingestion/Drug exposure/Drug overdose/Diabetes emergencies/Drowning（薬物中毒，薬物暴露，過量服薬，糖尿病，溺水）
E
● Electrocution/Environmental emergencies/Eye and ENT presentations（感電，環境異常，眼科系・消化器系損傷）
S
● Soft tissue injuries/Skin problems/Psychiatric emergencies/Syncope/Seizure/Spinal assessments in trauma（軟部組織損傷，皮膚疾患，精神科救急，失神，けいれん，脊髄損傷）

（Molloy MS, et al.：Management of mass gathering. Disaster Medicin; comprehensive principles and practice. Cambridge Medicine, Cambridge, pp228-252, 2010 より引用して改変）

表9 医療計画で重要なこと

①運営と計画
②計画の情報
③イベントの詳細
④現場のアクセス
⑤問題の型（過去の同様なイベントから気象条件や外傷の形）
⑥傷病者数
⑦医療設備
⑧医療の程度
・基本的な応急処置
・迅速な応急処置と輸液・酸素投与
・高等な処置やACLS，重症外傷の管理
・モニターや人工呼吸器を使用する現場の病院，イベントの種類に応じて外科的な施設

（Australian Emergency Manuals Series:Manual2 Safe and Healthy Mass Gatherings: Chapter6;Medical Care, pp38-43. http://www.health.sa.gov.au/pehs/publications/ema-mass-gatherings-manual.pdf より引用して改変）

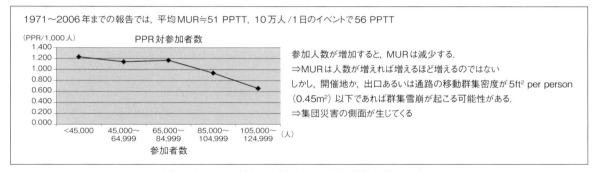

図3 群集の大きさが増えれば増えるほど患者数は増えて行くのか？
(Menckho FF : Medical Implications and Plannnig for Riots and Mass gathering. Tavtivcal Emergency Medicine, Lippincott Williams & Wilkins, pp217-225, 2007. より引用して改変)

間（Time）」であり，頭文字をとってFISTと称される．群集雪崩は外傷性窒息などの種々の負傷者・死亡者を発生させ，死亡あるいは重篤な損傷を起こす最大の原因である．多くは，垂直に押されるか，押されて水平に押しつぶされることにより，圧迫窒息が生じ死亡する．急激かつ重篤な静脈圧の上昇により，CPA，けいれん重積，皮質性盲，顔面浮腫，点状出血，頭蓋チアノーゼ，球結膜下出血，網状出血が起こる．外傷性窒息による重篤な肺，心臓，消化管障害を発生するが，長期の神経学的な欠損はまれで早期の換気補助や低酸素症の補正で完全回復する可能性がある．積極的な酸素投与，効果的な換気が治療の本質である．外傷性窒息の他として，クラッシュ症候群やコンパートメント症候群のケアも必要である．

①将棋倒しと群集雪崩の相違

将棋倒しは，ある一方向から力がかかることでその方向に倒れることを指す．群集雪崩は超過密状態で発生する最悪の状態であり，高い圧力状態の時に，たまたま低い圧力部分があるとそこに周囲の圧力で一気に人が流れ込む．将棋倒しと群集雪崩は，発生する密度，圧力の作用，転倒の方向・形状が異なっている（**表10**）．

表10に示したような人口密度10人/1m²はあり得ない数字のように感じられるが，2001年の明石歩道橋事故では，最も人口密度が濃い部分は15人/1m²ぐらいであったと考えられている（**図4**）．

表10 将棋倒しと群集雪崩

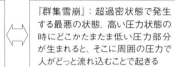

	将棋倒し	群集雪崩
発生する密度	人口密度3〜5人/m²程度でも発生	人口密度10人/m²程度以上でないと発生せず
圧力の作用	転倒時に力が作用	転倒前から力が作用
転倒の方向	後から前に	前から後ろに
転倒の形状	線上に1方向	塊状に多方向

(室崎益輝：明石花火大会における群集雪崩．http://www.sonpo.or.jp/archive/publish/bousai/jiho/pdf/no_208/yj20808.pdf より引用して改変)

●パニック

群集心理には，会衆，モッブ，パニックの3つが知られている．会衆とは，音楽会・劇場などに集まる群集にみられるもので，興味の対象への直接行動には訴えず，むしろ受動的関心から集まっている．モッブとは，集団テロ，襲撃などにみられ，強い感情に支配され，抵抗を押しのけつつ敵対する対象に直接暴力的に働きかける．パニックとは，劇場やホテルでの火事，客船の沈没などにみられ，予期しない突発的な危険に遭遇して，強烈な恐怖から収集し難い混乱に陥るような状態である．

第2章　災害対応のパラダイム

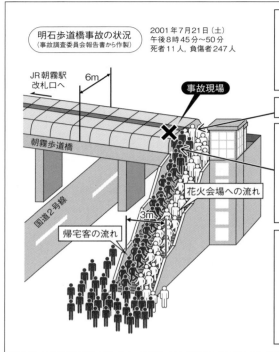

図4　明石歩道橋事故（2001年7月21日）

(西成活裕：渋滞学．新潮社，東京，2006／広瀬弘忠：「パニック」という神話．人はなぜ逃げおくれるのか——災害の心理学．集英社，東京，pp127-149, 2004より引用して改変)

　パニック説の誕生は，1942年11月に米国で起きたナイトクラブのココナッツ・グローヴの大火災である．16歳のアルバイトのウェイターが電球を取り付けようとして，手許を照らすためにマッチを擦ったら，室内装飾の人工ココナッツの木に引火し，出火後わずか20分のうちに，館内で450人，病院搬送後38人が死亡した．死因の多くは燃焼時に発生した有毒ガスによる中毒死であった．にも拘らず，その後警察・消防・マスメディアが犯人捜しを始めた．社会心理学者ヴェルトフォート＆リーは，この大量死はクラブオーナーやウェイター，消防，市役所の職員など個々別々の原因によるものではなく，パニックが原因と結論したが，のちに多くは有毒ガスによる中毒死であり，パニックを起こす前に運動機能を奪われて死亡していた可能性があることが判明した．
　さまざまな原因を足し合わせてもその総和が方程式の右辺の犠牲の大きさに釣り合わない時に，左辺と右辺のバランスをとるため，左辺に加えられる要因としてパニックがあると指摘する者もおり，パニックという言葉を安易に使用してはいけない．
　平常時に一般の人に，多くの人々が地震や火事に巻き込まれた状況の想定を付与し，①多くの人々はパニックになる，②多くの人々はパニックにならない，という二者択一の質問をすると①の答えが多い．しかし，実は②が正解であり，パニックは簡単には生じない．パニック発生には**表11**のような4つの条件がある．
　問題はパニックそのものではなく，パニック恐怖症である．内在するパニック恐怖症は災害リスクに対応する際に，適切な判断と意思決定の力を損なうためである．脱出を求める集団的逃避行動だけではパニックとはいわず，仮に大勢の犠牲者

表11 パニック発生の4つの条件と回避策

①緊迫した状況に置かれているという意識が人々の間に共有されていて、多くの人々が差し迫った脅威を感じていること
回避策：実際以上に危険の切迫度を強調し過ぎてもいけないし、危険を過少に伝えたり、情報を出し渋ったり、出さなかったりしてはいけない

②「危険を逃れる方法がある」と信じられること
回避策：避難路や非常口をわかりやすく表示する

③「脱出は可能だという思いがあるが、安全は保障されていない」という強い不安感があること
回避策：避難路や非常口をわかりやすく表示する

④人々の間で相互のコミュニケーションが、正常には成り立たなくなってしまうこと
回避策：逃避のためのタイムリーな指示を出したり、従業員の防災訓練の徹底により客に適切な情報を与え、脱出路に正しく誘導すること

(広瀬弘忠：「パニック」という神話．人はなぜ逃げおくれるのか―災害の心理学．集英社，東京，pp127-149，2004 より引用して改変)

がでた災害でも犠牲者が合理的な判断をした結果であるなら、その行動はパニックではない。ココナッツ・グローヴの事件では、災害後に被災現場を訪れた観察者が、当時の被災者の心理を推し量れず、なぜ特定の出口だけに集中したか、まったく理解できなかったため、その異常な状態を「パニック」の仕業にしたが、被災者達がその出口しか知らなかったとしたら、ごく自然なことであると解釈すべきという指摘もある。

● 予防と計画

　パニックおよびパニック恐怖症の回避策を考慮した計画が必要である。パニック回避策として、正しい知識と情報、相互のコミュニケーションがとれることが重要である。例えば火事と煙に関しては、火をみるとパニックになるが、すぐ逃げ出さず、天井に燃え移るまでは比較的消火が容易であるから初期消火活動をすることが大切であること（防火管理者講習でも教えている、試験にも出る）、炎煙の広がる速さは横方向に向かっては秒速1m程度、上に登って行く時は秒速5m（煙は空気より軽いから）であるため、横に広がる煙からは通常歩行で逃げられるが、上に逃げる時は厳しい（人の歩く速度は秒速1.3m）。また、地下道に関しては、建築基準法施行令により長さが60mを超える地下道では、必ず避難上安全な地上に通ずる直通階段を設置しなければならないと定められている。地下街のどの場所からもこの直通階段までの歩行距離が30m以下になるように指示されていて、冷静であれば、歩いても23秒ほどで地上に達することができる。このような情報を事前に提供しておくことで、いたずらな混乱が防げるため、予防策も含めた計画が重要である。

● 計画立案の方法論

　計画立案には、イベントの種類、期間、場所と施設が重要なポイントである（表12）。

　● フレームワーク策定からリスクの順位決定

　まず、計画立案のフレームワークを作成することから始める方法論である。対策委員会の下に、公衆衛生、医療サービス、災害計画と対応の3分野を持つ組織体系を作り、各分野に作業を分担させる（表13）。温熱環境関連、食物・水由来疾病、感染症、事故と外傷、疾病やテロ、自然災害のリスクを評価して、天候、参加者、期間、イベントのタイプ、集合の種類やタイプや密度、酒・薬物などのリスクを認識し、カテゴリーに分類する（表14）。カテゴリーを感染関連、非感染関連、身体的外傷に分け、各々どのような健康被害があるかを記載する。カテゴリー分類から発生する可能性や結果（結果の重大性）を踏まえて各項目ごとに点数を与え、リスクの順位付けを行い、点数の大小で、リスクの大きさを客観的に図っていく（表15）。

　①マスギャザリングに対する医療資源モデル

　1993年英国のHealth and Safety ExecutiveがHome OfficeとScottish Office と共同で『A Guide to Health, Safety and Welfare at Music and Simular Event (HSG)』を出版し、1999年に改訂され、英国におけるマスギャザリングの計画の標準として採用されたものである。12個のカテゴリー（A～Lまで）に分かれていて（表16）、各カテゴリーにrisk factorが列挙され、各々に点数がついており、各カテゴリーごとの点数を出し、イベントリスクスコアを以下の式に習って計算するものである（表17）。

表12 集団災害の側面 予防には計画が要

計画立案（渋滞学の応用）
1. イベントの種類
   ① ロックコンサート：ドラッグ，酒，外傷，熱射病
   ② 展示：損傷，催涙ガス
   ③ 国際的スポーツイベント：重症外傷，酒，熱射病
   ④ 大型スポーツイベント：軽症損傷，中毒，熱射病，心臓病
   ⑤ 市民スポーツイベント：熱射病，疲労，凍傷
2. 期間
3. 場所と施設

(Báez AA. et al.: Basic priciples of mass gathering medical care. より引用して改変)

表13 計画のフレームワーク

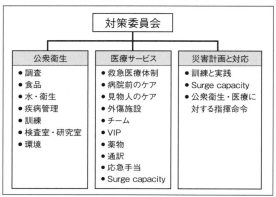

(Northwest Center for Public Health Practice: Mass Gatherings: Are you Prepared? http://www.nwcphp.org/docs/mass_gatherings/mass_gathering_print_version.pdf より引用して改変)

表14 リスク評価から認識カテゴリー分類へ

① リスク評価
- 温熱環境関連
- 食物・水由来疾病
- 感染症
- 事故と外傷
- 疾病，テロ
- 自然災害

⇩

② リスクの認識
- 天候
- 参加者（参加者数とスタッフ）
- 期間
- イベントのタイプ（屋外・屋内，着座・移動）
- 集合のタイプ（音楽会，チーム争奪戦，宗教的対立）
- 集合の種類
  行動や判断力，衰弱・脆弱，がん患者のデモなどの特殊な状況，国際的な訪問者
- 集合の密度
  微生物への暴露，心理的な影響，傷病者へのアクセスが悪い，水や手洗いへのアクセスが悪い
- 酒・薬物

⇩

③ カテゴリー分類へ

(Northwest Center for Public Health Practice: Mass Gatherings: Are you Prepared? http://www.nwcphp.org/docs/mass_gatherings/mass_gathering_print_version.pdf より引用して改変)

表15 カテゴリー分類から可能性や結果を踏まえてリスクの順位付け

カテゴリー	健康被害	可能性	結果（事の重大性）	順位 (risk rating)
感染関連	消化器系	過去に定期的に起こった	軽	3
	呼吸器系（インフルエンザ，百日咳など）	過去何回か起こった	軽	2
	熱関連疾患（麻疹，水痘など）	過去に何回か起こった	中等度*	3
	生物の意図的使用（テロ）	例外的に起こる	多大	3
非感染関連	温熱環境関連	過去たびたび起こった	中等度	4
	アルコール関連	過去たびたび起こった	中等度	4
	薬物関連	過去に定期的に起こった	中等度	3
	動物・昆虫咬傷	過去に何回か起こった	軽	2
	アレルギー	過去に起った事はない	軽	1
	基礎疾患増悪（糖尿病など）	過去に何回か起こった	軽	2
	化学・放射線物質の意図的使用（テロ）	例外的に起こる	多大	3
身体的外傷	過度の混雑，下敷き	過去に何回か起こった	大	4
	電撃傷	過去に起った事はない	中等度	2
	メインスタンド崩壊	過去に起った事はない	大	3
	精神状態（パニック）	例外的に起こる	軽	1

*中等度：治療や病院が必要だが，死者がいない

(Northwest Center for Public Health Practice: Mass Gatherings: Are you Prepared? http://www.nwcphp.org/docs/mass_gatherings/mass_gathering_print_version.pdf より引用して改変)

8-4 治療 ―マスギャザリング医療―

表16 マスギャザリングに対する医療資源モデル

Category	Risk Factor	Score
(A) Nature of Event	Classical performance	2
	Public exhibition	3
	Pop/rock concert	5
	Dance event (rave/disco)	8
	Agricultural/country show	2
	Marine	3
	Motorcycle display	3
	Aviation	3
	Motor sport	4
	State occasions	2
	VIP visits/summit	3
	Music festival	3
	International event	4
	Bonfire/pyrotechnic display	4
	New Year celebrations	7
	Demonstrations/marches	5
	Sport event with low risk of disorder	2
	Sport event with medium risk of disorder	5
	Sport event with high risk of disorder	7
	Opposing factions involved	9
(B) Nature of venue	Indoor	1
	Stadium	2
	Outdoor in confined location, e.g., park	2
	Other outdoor, e.g., festival	3
	Widespread public location in streets	4
	Temporary structures	4
	Includes overnight camping	5
(C) Seated or unseated	Seated	1
	Mixed	2
	Standing	3
(D) Spectator profile	Full mix, in family groups	2
	Full mix, not in family groups	3
	Predominately young adults	3
	Predominately children and teenagers	4
	Predominately elderly	4
(E) Past history	Good data, low casualty rate previously (<0.05%)	-1
	Good data, medium casualty rate previously (0.05%–0.2%)	1
	Good data, high casualty rate previously (>0.2%)	2
	First event, no data	2
(F) Expected numbers	<1,000	1
	<3,000	2
	<5,000	4
	<10,000	8
	<20,000	16
	<30,000	20
	<40,000	24
	<50,000	28
	<60,000	32
	<70,000	36
	<80,000	42
	<90,000	46
	<100,000	50
	<200,000	60
	<300,000	70
(G) Expected event duration (including queuing from gate open time)	<4 hours	1
	≥4 hours but <12 hours	2
	≥12 hours	3
(H) Seasons (outdoor events)	Summer	2
	Autumn	1
	Winter	1
	Spring	1
(I) Proximity to hospitals (nearest suitable emergency center)	<30 minutes by road	0
	>30 minutes by road	2
(J) Profile of hospitals	Choice of emergency center	1
	Large emergency center	2
	Small emergency center	3
(K) Additional hazards	Carnival	1
	Helicopters	1
	Parachute display	1
	Street theatre	1
	Water hazard	1
	Onsite alcohol use	1
(L) Additonal on-site facilities	Suturing and/or plastering	2
	Vending machine for over-the-counter medication	2
	Public access automatic external defibrillator	1
	Existing full-time operational medical facilities on-site	2

表17 マスギャザリングに対する医療資源モデルのスコア表

SCORE	Ambulance	BLS	ILS	ALS	Ambulance Crew	Doctor	Nurse	Medical Coordinator
<20	0	2	0	0	0	0	0	0
21〜25	0	4	0	0	0	0	0	0
26〜30	1	4	1	0	0	0	0	0
31〜35	1	6	1	1	2	0	0	0
36〜40	1	8	1	1	2	0	0	0
41〜45	2	12	1	1	4	1	0	1
46〜50	2	16	2	2	4	1	1	1
51〜55	3	20	3	3	8	2	1	1
56〜60	3	24	3	3	8	2	1	1
61〜65	4	32	4	4	8	2	2	1
66〜70	5	40	5	5	10	3	3	1
71〜75	6	48	6	6	12	3	3	1
76〜80	8	64	8	8	16	4	4	1
81〜85	10	80	10	10	20	5	5	1
86+	15	120	15	15	30	6	6	1

(Smith WP, et al.: Development of a mass-gathering medical resource matrix for a developing world scenario. Prehosp Disaster Med 25 (6): 547-552, 2010. http://pdm.medicine.wisc.edu/Volume_25/issue_6/smith.pdf より引用)

イベントリスクスコア=(A〜Kカテゴリーまでのスコアの合計)-(Lカテゴリーのスコア)

②東京都福祉保健局「東京都が主催する大規模イベントにおける医療・救護計画ガイドライン」
2009年4月に作成されたものである(表18).本ガイドラインでは,5万人の会場で,全傷病者数は1%(500人),重症者が全傷病者の10%(50人),中等症が全傷病者の30%(150人)としているが,他の報告では5万人のスポーツイベントでは15〜80人,マラソンでは1,200人,ロックコンサートでは48〜850人とイベントの種類も含めて検討している(表19).海外の事例をみると,ヒルズボロの悲劇では,負傷者数が0.3%(200人),死亡者が0.13%(95人),ヘイゼルの悲劇では,負傷者が0.6%(400人),死亡者が0.06%(39人)であり,2007年度の東京消防庁活動記録などを参考にした「東京都が主催する大規模イベントにおける医療・救護計画ガイドライン」も,自身で指摘しているように検証を重ねていく必要がある(図5).スタッフや救護所数に関しても,ガイドラインでは1万人に対して救護所1ヵ所とあるが,5万に対して医師1〜2名という検討などもあり,また,救護所の配置や巡回の有無なども検討する必要がある(図6).

第2章 災害対応のパラダイム

表18 東京都が主催する大規模イベントにおける医療・救護計画ガイドライン概要

東京都が主催する大規模イベントにおける医療・救護計画ガイドラインについて（概要）

目的
- 東京都が主催する大規模イベントにおいて，観客に対する医療・救護計画を作成するための指針
- 民間が主催する大規模イベントの医療・救護計画作成に活用されることを期待

医療・救護体制

東京都本部
- 医療救護委員会を設置し，医療・救護計画を作成

大会運営本部
- 会場ごとに設置
- 会場ごとの関係機関などとの総合調整など

医療救護本部
- 会場ごとに1箇所設置
- 医療救護活動の統括
- 医療救護班（医師1名，看護師等2名）2班を配置

医療救護所
- 観客1万人あたり1箇所設置を目安
- 医療救護班1班を配置
- 多数傷病者発生時は臨時救護所，集団災害用救護所を増設

医療救護資器材

医療救護資器材数の目安
- 医療救護用資器材数：総観客数の1％
  （例：対5万人⇒500人分）
  - 中等症用資器材数：傷病者数の30％
    （例：対5万人⇒150人分）
  - 重症用資器材数：傷病者数の10％
    （例：対5万人⇒50人分）

医療救護資器材の種類など
- 東京都が災害備蓄している資器材に準じて配備
  - 現場携行用（3バッグ1セット⇒傷病者3人対応）
  - 災害用（15箱1セット⇒傷病者500人対応）
  - セルフケア（2箱1セット⇒軽症者500人対応）
  - 不足する場合は，迅速に補充できる体制を確保

搬送体制・後方医療機関確保

救急車等の配備
- 会場ごとに救急車の配備
- 回転翼航空機および緊急離着陸場の確保

後方医療機関等の確保
- 多数傷病者発生時の収容医療機関を事前に指定し確保
- 都内医療機関で収容しきれない場合は，広域災害医療情報システムなどを活用し，他県などに要請

その他
- 特殊災害（CBRNE）が発生し場合も考慮し，関係機関との連絡体制を確保
- 以降の大規模イベント医療救護計画作成の際に役立てるため，傷病者情報など必要なデータを収集
- 関係機関などとの訓練を実施し，その結果を検証し計画の修正に反映

（東京都福祉保健局：東京都が主催する大規模イベントにおける医療・救護計画ガイドライン概要．http://www.fukushihoken.metro.tokyo.jp/iryo/kyuukyuu/saigaiiryou.files/gaiyou.pdf より引用）

名称	発生年月日等	総観客数	負傷者数	内死者	種目
ヒルズボロの悲劇	1989.4.15 イングランド	最大 約73,000人	200人以上 (0.3％)	95人	サッカー
事故概要	スタンドの観客が興奮し，立見席などに押し寄せ人波やフェンスに圧迫され負傷者200人以上が発生した．				
ヘイゼルの悲劇	1985.5.29 ベルギー	最大 約66,000人	400人以上 (0.6％)	39人	サッカー
事故概要	興奮したサポーター同士が衝突する事態となり，そこから逃れるためによじ登った壁が倒壊し，多くの観客が下敷きとなった．				

傷病程度別の医療救護資器材の配備数は，東京消防庁救急活動の現況（2007年）などを参考に，中等症を全傷病者数の30％，重症以上を全傷病者数の10％として算出した数を目安として配備することとした．

今後この目安については，さらに検証などを重ねていく必要がある．

図5 過去の大規模事故事例

（東京都福祉保健局：東京都が主催する大規模イベントにおける医療・救護計画ガイドライン．http://www.fukushihoken.metro.tokyo.jp/iryo/kyuukyuu/saigaiiryou.files/scan-28.pdf より引用して改変）

8-4 治療 —マスギャザリング医療—

表19 大規模イベントにおけるガイドライン（傷病者数）

医療救護所単位の配備数
医療救護所ごとに配備する医療救護資器材数は，傷病者100人分（内中等症30人分，重症以上10人分）を目安とする

5万人会場（例）	全傷病者	中等症	重症以上
傷病者の割合	総観客数の1%	全傷病者数の30%	全傷病者数の10%
医療救護資器材数	500人分	150人分	50人分

Data on Patient Contacts	5万人
①Sporting Event 0.3 to 1.6 per 1,000 ②Marathons 24 per 1,000 ③Rock Concerts 0.96 to 17 per 1,000 - Associated to ETOH and Drugs	①スポーツイベント：15～80人 ②マラソン：1200人 ③ロックコンサート：48～850人

（東京都福祉保健局：東京都が主催する大規模イベントにおける医療・救護計画ガイドライン概要. http://www.fukushihoken.metro.tokyo.jp/iryo/kyuukyuu/saigaiiryou.files/scan-28.pdf / Bares AA, et al.: Basic principles of mass gathering medical care. http://www.bibalex.org/supercourse/supercourseppt/17011-18001/17951.ppt より引用して改変）

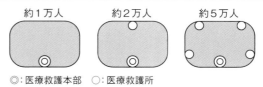

◎：医療救護本部　○：医療救護所
※約1万人の観客増につき，1箇所の医療救護所を増設する

スタッフと現場の人材	救護所の位置
● 大半の患者は認定看護師と救急隊員によって効果的にトリアージされ，手当てされる ● 5万人に対し1～2名の医師 ● 1万人に対し，救命士もしくは救急隊員1名 　過去の経験に基づいて予想されるMUR ● CPR/AEDの訓練を受けた非医療人	● 現場 　5分あるいは1/8マイル（200m）の範囲の救護所部屋もしくはテント ● 現場以外 　BLS人員（4分以内） 　ALS人員：8分以内 　病院まで30分以内 　（ヘリまたは陸上）

図6 大規模イベントにおける救護所とスタッフの配置

（東京都福祉保健局：東京都が主催する大規模イベントにおける医療・救護計画ガイドライン概要. http://www.fukushihoken.metro.tokyo.jp/iryo/kyuukyuu/saigaiiryou.files/scan-28.pdf / Bares AA. Et al: Basic priciples of mass gathering medical care. http://www.bibalex.org/supercourse/supercourseppt/17011-18001/17951.ppt より引用して改変）

まとめ

マスギャザリングには，疾病発生の側面と集団災害発生の側面がある．マスギャザリングは，計画や医療サービスにとっては独自のものである．その多様性のため，すべてのイベントに通用する唯一のものはない．アプローチの1つとして，PPR, PTHR, PPTT, MURを予測することが重要である．群集雪崩の基礎はイベント主催者にとって必要な知識である

第2章 災害対応のパラダイム

9 搬送

目標
1. 災害時の搬送を理解する
2. 傷病者を安全に搬送するために，広域搬送の手段，目的などを学ぶ
3. 航空搬送のために航空力学を学ぶ

表1 搬送時の留意事項
① 傷病者の病院選定と分散搬送
② 現場からの救急車搬送，ケアユニットの調整
③ ヘリコプター着陸場所の設定と調整
④ 出入口の設定・調整
⑤ ステージングあるいは車内収容場所の設置
⑥ 傷病者の軌跡
⑦ 搬送の準備（パッケージング）と搬送中の安全確保

① 搬送の目的

搬送の目的は資源と需要の均衡を図ることであり，
① 適切な患者を
② 適切な時間に
③ 適切な場所に
の3原則がある．

医療資源の圧倒的不足な状態では，搬送の究極の目的は，災害現場の減圧である．搬送の優先順位を決定する時間がなければ，誰でもいいから搬送し，傷病者数を1人でも現場から減らすことを考える．

② 災害医療における搬送の特徴

搬送決定の基礎的概念として，
① 病院までの距離の把握
② 傷病者の病態の把握
③ 予備診断
④ 特殊な資器材を要する病態（頭部外傷，重症熱傷，眼球外傷，小児など）の把握

が重要である．高度なスキルを持った救命救急士を含む医療職は，現場でより高度な処置を行うのではなく，その能力を現場での処置の是非や傷病者搬送の優先順位に関する決定を正確に実践することに使うべきである．

● 搬送の際の留意事項

搬送時の留意事項を表1に示す．搬送の優先順位の決定は常に念頭に置く必要がある．災害時は，「救命率を最大に」を基本とする二次トリアージと関連が深い．搬送先の選定に関しては，専門単科あるいは救命センターに搬送するかの判断はもちろん，搬送先を1ヵ所の施設に偏らないよう心掛ける「分散搬送」の考え方も搬送先選定の上で欠かせない．

また，多数傷病者発生事故（MCI）の際には，現場では周辺の医療施設の受け入れ情報が迅速に把握できず，医療機関側も十分な対応計画がないため，搬送先の選定や決定が遅れやすい．その対策として，英国では平常時から病院は対応計画がなくとも4人の重症患者を受け入れる「4のルール」という方法が考えられている（図1）．

搬送時間も長時間を要すため傷病者の安定化に心掛け，車中悪化時の対応なども考える．

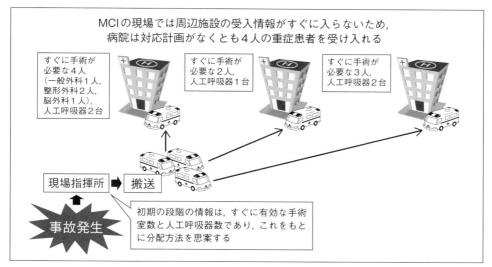

図1 4のルール

(Lennquist S, et al. : transport of casualties. Medical responses to major incidents and disasters. Springer-Verlag, Berlin, pp53-61, 2012 より引用して改変)

●搬送時の注意

搬送に際してのチェックすべき事柄を「ABC NEWS」として覚えておくと忘れない（表2）.

表2 搬送時の ABC NEWS

A（airway）：挿管チューブの抜けはないか？ など
B（breathing）：酸素は十分か？ など
C（circulation）：輸液ラインの抜けはないか？ など
N（necessary）：必要なことのすべてが行われたか？
E（enough）：酸素・輸液は足りているか？
W（working）：医療機械が動いているか？
S（secure）：安全か？

(Rule46 : Transfer should be a care continuum, not a care vacuum. Disaster Rules. Wiley-Blackwell, West Sussex, p102, 2011 より引用して改変)

③ 搬送の優先順位の決定とトリアージ

一次トリアージは，現場で傷病者の撤収の優先順位を決め，根本治療のために搬送する．二次トリアージは，病院で治療を受ける順番，あるいは現場での待機的搬送の順番を決定する．

現場での一次トリアージは，治療の優先順位，搬送の優先順位を決めているが，「治療の優先順位＝搬送の優先順位」ではないことに注意が必要である．

搬送の優先順位は，次の4つのカテゴリーに分類する．

①病院での救命治療が必要な傷病者
②現場で可能な救命治療が必要な傷病者
③合併症の危険はあるが，中等症で生命危機に陥っていない傷病者
④軽症者

また，広域搬送のトリアージ判断として，重症体幹四肢外傷と，クラッシュ症候群の広域航空搬送トリアージ基準を例に示す（図2）．すべての重症者が広域搬送の適応になるわけではない．

④ 戦略的搬送体制

搬送路が複雑な首都圏では，後方搬送に関しては，陸・海・空の3者の統括的な戦略的対応が必要である（図3）．

⑤ 各搬送路の利点・欠点

陸路（車と鉄道），空路，水路による搬送手段があるが各々の利点と欠点を表3にまとめた．

第2章　災害対応のパラダイム

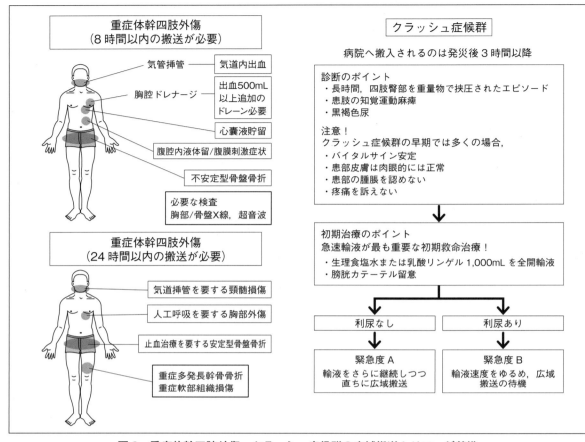

図2　重症体幹四肢外傷，クラッシュ症候群の広域搬送トリアージ基準

（大友研究班：重症体幹四肢外傷と重症頭部外傷の広域航空搬送トリアージ基準．災害時における広域緊急医療のあり方に関する研究　より引用して改変）

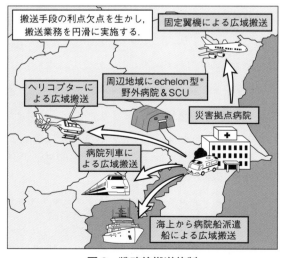

図3　戦略的搬送体制

＊軍隊による医療施設のステージ

⑥ 搬送に際してのメディカルコントロール

医療提供施設から航空搬送ステージング施設，航空搬送への各部署にてメディカルコントロール（MC）により医療の質が保障されている必要がある．そのためには，表4に示したような評価が必要である．以下に搬送における各部署でのMC対応について解説する（図4）．

● 医療提供施設（Medical Treatment Facilities：MTF）におけるMC対応

MTFでは，トリアージ，基礎的現場安定化治療，撤収が行われる．特に，トリアージは重要で

表3 各搬送路の利点・欠点

	陸路	鉄道	空路	水路
利点	●入手が容易 ●災害現場より病院まで直接搬送できる ●搬送途中でも治療の継続が可能	●多数傷病者を一度に搬送できる ●搬送時間が計算しやすい	●搬送時間が短い ●災害・道路状況に左右されず搬送が可能	●多数傷病者を一度に搬送できる ●搬送時間が計算しやすい
欠点	●道路状況に搬送時間が左右される ●搬送人数が1～2人と少ない	●鉄道網が安全でなければ利用できない ●搬送中の治療は限られる ●災害現場と駅，駅と病院間の2次搬送が必要	●搬送人数が1～2人と少ない ●災害現場とヘリポート，ヘリポートと病院間の2次搬送が必要な場合がある	●搬送中の治療は限られる ●災害現場と港，港と病院間の2次搬送が必要

表4 MCのための評価項目

傷病者の医療ニーズを評価	搬送自体の評価
●診断 ●必要な医療のレベルと利用できるもの ●緊急性：後方病院までの時間 ●搬送途中の救急処方の評価 ●搬送のために特殊な必要装備 ●搬送中の患者の悪化の可能性	●速度 ●能力 ●乗務員の技能，機内の治療の質 ●生理学的影響 ●安全/危機 ●施設への道筋，施設の評価

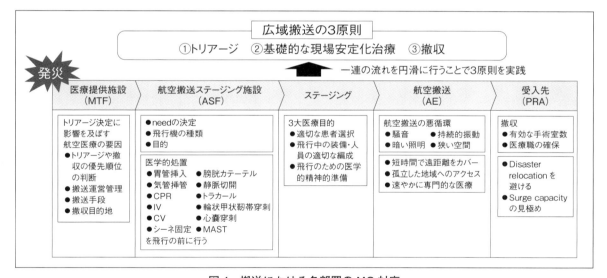

図4 搬送における各部署のMC対応

(Burkle FM, at al.：Aeromedical Triage Support to Mass-Casualty Events. Aeromedical Evacuation. Springer, New York, pp60-74, 2003 より引用して改変)

ある．トリアージ決定に影響を及ぼす航空医療の要因としては，状況に応じたトリアージや撤収の優先順位判断，搬送の運営管理，搬送手段，撤収目的地である．状況に応じたトリアージ基準の違いとは，「医療資源が豊富な時は可能な限り傷病者を包含する基準」を用い，「有効な医療資源がかなり制限されている時は可能な限り傷病者を除外する基準」を使う．

トリアージ・撤収に関しての優先事項として以下のことがが挙げられる．
①トリアージ区分には量的方法と質的方法があり，状況により使い分ける
- 量的方法：重症（赤），待機（黄），軽症（緑），死亡予期（黒）の4群に分ける
- 質的方法：治療の優先順位，救命率から分ける

②傷病者数
③損傷には，2つの大きな要点がある．1番目としては死亡原因が出血，敗血症，呼吸不全であること，2番目としては，低循環血液量ショックを見逃さないことである
④量的な得点システムを活用する．RTSは予測生存率を使用する量的な得点システムであり，間接的に航空機搬送の妥当性と実現可能性を示す

搬送目的地に関しては，
①どの程度の計画企画をすればよいのか
②実践の場面設定はどうなのか
③特殊なものや可能性がないのか
を常に考慮する．

● 航空搬送ステージング施設（Aeromedical Staging Facilities：ASF）におけるMC対応

飛行中は，傷病者の非代償状態を認識・治療することが困難であるため，飛行前の傷病者の状態のスクリーニングが大切である．医学的処置として，胃管挿入，気管挿管，CPR，静脈路確保（IV），中心静脈路確保（CV），シーネ固定，膀胱カテーテル，静脈切開，トラカール，輪状甲状靱帯穿刺，心嚢穿刺，MASTを飛行の前に準備し，予防的処置も含め対応する．

● ステージングにおけるMC対応

適切な患者選択，飛行中の装備・人員の適切な編成，飛行のための医学的精神的準備というステージングの3大医療目的を忘れてはならない．その上で，すべての傷病者に対して，現場の状況にかかわらず，航空搬送以前に効果的にステージングを行う必要がある．医学的な安定あるいは不安定の定義を確認することが重要である．安定した傷病者とは医学的に非代償状態ではなく，最低限の治療とモニターを要する者を指し，安定化した傷病者とは再び医学的な非代償状態に陥る危険があり，高度な医学的モニタリングが必要な者を指す．また，不安定な傷病者とはASFに到着する途中や到着後に非代償状態となり，医療施設に戻るためにも航空搬送のための安定化にも，高度な集中医療を必要とする者をいう．

● 航空搬送（Aeromedical Evacuation：AE）におけるMC対応

AEは短時間で遠距離をカバーでき，孤立した地域へのアクセスも可能であり，さらに速やかに専門的な医療を提供する目的であることを再認識する．そのためには，航空機搬送の必要性，飛行機の種類，目的の周知が必要である．その上で，以下に留意する．
①搬送の管理運営
搬送中は以下の点に留意して管理する．
- 添乗員による処置
- 装備
- 生理学的要因（高度による低酸素症，加速度，ガス膨張）
- 費用対効果分析

②搬送形式
形式の相違による搬送中における留意点は事前から把握しておく．
- 種類
- 距離／速度
- 添乗員の構成：航空機搬送医療（CCAT）チーム
- 環境的な危険：有視界飛行状態，計器飛行状態

③欠点
航空機搬送中には医学的事項以外に，傷病者の病態の認識が困難な理由がある．
- 騒がしく，暗い
- 傷病者数がスタッフ数を上回っている（軍事的航空機搬送では10名に対してフライトナース1名，専門家医師3名が基本である）
- 狭い空間
- 特殊な装備と訓練の不足

米国では，AEを平常時や非平常時，時間や能力により，大きく3種類に分類している（表5）．

表5 AEのトリアージ区分

カテゴリー	必要事項
Peacetime AE（平常時）	
Routine（能力と時間を含む）	計画的なフライトにおける標準的な資器材と人員
Priority（時間だけ）	24時間以内のAE
Urgent（時間だけ）	生命や四肢を助けるため可能な限り迅速に
Special（能力だけ）	
Augmented	限られた特殊な資器材と人員を迅速に役立てる
CCAT[1]	集中治療を行える資器材や技術を持った特殊チーム
Contingency AE[2]（緊急事態）	
Routine	標準的な資器材と人材
Augmented	限られた資器材と人員を迅速に役立てることが必要
CCAT[1]	集中治療を行える資器材や技術を持った特殊チーム

1) CCAT：航空機搬送医療チーム
2) Contingency AE：兵站学の理由から，安定化治療後可能な限り早期搬送する傷病者と定義する
(Hund WW, at al.: Patient Staging for Aeromedical Evacuation. Aeromedical Evacuation. Springer, New York, pp75-87, 2003 より引用して改変)

また，軍隊でのAEの順位決定基準を参考としてあげる．

陸軍では
① Urgent：生命，四肢，目を救うため2時間以内
② Urgent-Surgical：すぐ手術
③ Priority：4時間後
④ Routine：24時間以内

と区分しており，空軍では，
① Urgent：警報と同時に
② Priority：24時間以内ピックアップ
③ Routine：72時間以内ピックアップ（通常3〜5日）

としている．

● 受入先（Patient Reception Area：PRA）におけるMC対応

災害の引越し（disaster relocation）を避け，surge capacity（緊急時対応能力）を活用することが重要である．Surge capacityとは収容の可能性があるベッド（トリアージされた傷病者用，治療された傷病者用，予防接種された傷病者用，除染された傷病者用ベッドなど）に有効な空間や場所，あるいは，あらゆる必要な人材，薬品，医療資源，資器材を使って，「通常の容量を超えた状況の下で医療をするということを法的な能力を持って統括する」ことと定義される．Surge capacityは広域搬送において重要な役割を占める．

① PRAの条件
● 地理的に1個以上の空港を持つ
● 適切なステージングが可能
● 適切な搬送経路手段がある
● 被災者に対する根本治療を行える急性期病院

② PRAを評価するための重要な6項目
● 医療需要の評価・見積り
● 各個人への医療サービス
● 医療資器材
● 傷病者の認定，死体取扱い
● 搬送経路・手段・方法
● 病院の治療

③ PRA空港の対応（図5）
● 受入れ対応（トリアージ，応急処置，搬送，通達，トラッキング）
● 1時間前からの準備
● 30分前からの搬送先の選定
● 通信手段の事前確認
● 傷病者到着後のトリアージ・タグの使用
● 傷病者のトラッキングと搬送車両（救急車，ヘリコプター，バン，バス）によるモニタリング
● 滑走路の安全維持
● 保安

④ 受入地域と患者受入チーム

第2章　災害対応のパラダイム

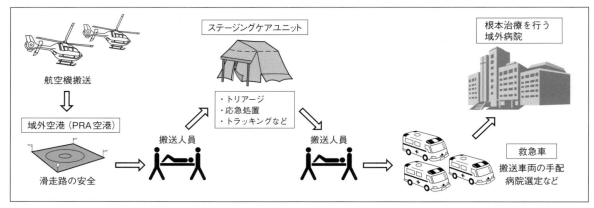

図5　PRA 空港での対応

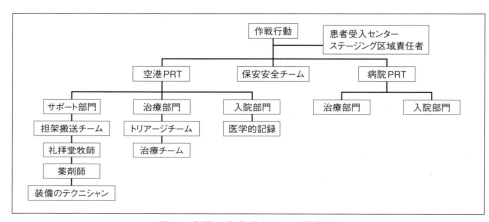

図6　米国の患者受入チーム体制例

空港，病院での患者受入チームの編成も重要である（図6）．空港の受入チームは，傷病者のトリアージと搬送，傷病者の連絡とフォローアップを心がける．空港受入チームの基本的機能として，
- 傷病者を飛行機から搬出し，施設に移動する
- サポート的医療を提供する
- 傷病者を必要に応じた医療施設に行くよう指示
- 目的地情報を記録する

がある．

また，現場の混乱を招かぬよう，傷病者受入作戦指揮命令機構（ICS）の体制を確認しておくことが重要である．

米国では，あらかじめPRAのベッド数（30日

表6　米国における緊急ベッド数

45災害拠点病院…7,603床
64退役軍人病院…6,904床
1,700NDMS*の病院…91,638床
総計…106,145床

* NDMS : National Disaster Management System

以内）を計画している（表6）．米国の緊急ベッド数は数だけではなく，内容，つまりさまざまな傷病者の病態に対応できるように，ベッドの種類を重症，内科・外科，精神科，熱傷，小児に分けて準備している．

⑦ 搬送における医学的配慮や必需品

限られた条件下で患者の安定化のために，最低限必要なこと，すなわち，気道確保，出血の制御，ショックの加療,骨折の固定を行う．そのためには，
① 外科的装備と外科系医療従事者
② 搬送中の安定化
③ 気道，呼吸の確保
④ 輸液路，ドレーン，チューブの挿入
⑤ 気道損傷の危険性を持つ患者に予防的に胸腔ドレーン
⑥ ハイムリッヒバルブの使用
⑦ 尿道カテーテル，胃管挿入
⑧ 木綿，アルミニウムの毛布による保温
⑨ 3本のストラップで担架を固定する
⑩ 患者記録

などが必要である．

重症傷病者の搬送に必要な薬剤や搬送キットとして，循環を安定させ，呼吸状態，けいれんを改善し，疼痛やストレスや恐怖感を和らげるものが必要である（表7）．

⑧ 航空搬送の適応装備と人員の要件

●適応装備

個人装備（PPE）として，①ゴーグル付ヘルメット，②長袖（耐燃性防護服），③耐燃性手袋，④自然皮革性ハイトップブーツ，⑤聴覚障害予防用具が必要である．また，医療スタッフとして以下の医療行為は身につけておくことが要求される．
① 胃管挿入
② 気管挿管
③ CPR
④ 静脈路確保
⑤ 中心静脈路確保
⑥ シーネ固定
⑦ 膀胱留置カテーテル
⑧ 静脈切開
⑨ 胸腔穿刺
⑩ 輪状甲状靱帯切開
⑪ 心嚢穿刺
⑫ MAST

重症傷病者のための装備としては，
① モニター
  ● 心電図モニター
  ● 酸素飽和度測定装置
  ● 非観血的血圧測定器（記録可能）
  ● 脈拍
  ● 呼吸数
  ● 終末呼気炭酸ガス濃度
② 人工呼吸器
③ 輸液ポンプ
④ 簡易検査機器
  ● アイ・スタット（blood gas, electrolytes, Hb, glucose）

などがある．また，航空搬送における酸素ボンベの必要量の計算式を表8に示した．

表7 10の本質的救急薬品

① 酸素	⑥ ケタミン
② 輸液	⑦ ミダゾラム
③ エピネフリン	⑧ リドカイン
④ ニトログリセリン	⑨ フロセマイド
⑤ モルヒネ	⑩ ブドウ糖

表8 動脈血酸素分圧と酸素ボンベ

PaO_2（高度：altitude）$= 22.8 - 2.74(x) + 0.68(y)$

 x：海面上から推定される高度
 y：傷病者の大気圧下の動脈血酸素分圧

$(V1)(P1) = (P2)(V2)$
 V1＝有効なガス容量（volume of usable gas）
 V2＝ガスボンベ容量（volume of cylinder）
 P1＝大気圧（pressure at 1 atmosphere [100kPa]）
 P2＝ボンベ圧（pressure of gas in cylinde）

例：1万3,000kPaの圧環境では，2Lのボンベには260Lのガスが充填されている．1分間に5L投与すれば，52分間使用できる．酸素ボンベは日本薬局方によれば，3.7L酸素ボンベは0.5m³（0.5m³＝500L），14.7MPaであるので，5L/分で投与すれば100分間使用できる．

酸素ボンベは気圧により酸素量が異なるため注意が必要である．
(Clinical consideration in transport of the ill and injury. Aeromedical Tranceportation. Ashgate England : 143-161, 2005)

●搬送傷病者の基準

米国の外傷診療教育プログラム ATLS (Advanced Trauma Life Support) では病院間搬送で以下の傷病者を外傷センターに搬送することを推奨している．
① 頭部外傷：GCS＜10 あるいは GCS の低下
② 穿通性外傷あるいは陥没骨折，あるいは神経学的所見に左右差のある傷病者
③ 心臓あるいは胸腔内血管損傷あるいは重症胸壁損傷
④ ＜5歳あるいは＞55歳，既往歴（循環呼吸系疾患）のある傷病者

●人員要件

航空機搬送の乗務員の構成は，医療職員と運行職員に大別される．
① 医療職員とは
- フライトナースあるいはフライト救命士あるいは呼吸療法士
- 医師は大抵の場合存在する
- 医師の搭乗は傷病者の予後あるいは利益を改善しない

② 運行職員とは
- 2,000 時間の飛行経験
- 有視界飛行方式（VFR）と計器飛行方式（IFR）の経験が必要

域内搬送にはヘリコプター，域外搬送には固定翼機が使用される．速度と高度が異なるが，速度は，ヘリコプターは＜250マイル，固定翼機は＞200～250マイルである．

⑨ 航空搬送機の種類と陸路搬送との比較

●固定翼機による搬送

固定翼機による搬送は緊急ではないが重症な傷病者が搬送対象となる．
① 速い
② 遠距離搬送
③ 大きなキャビン
④ 天候に左右され難い
⑤ 陽圧（高度8,000フィート）が可能
⑥ 多くの医療職の添乗が可能

が利点である．
一方，欠点として，次の点が挙げられる．
① 飛行場が必要
② 飛行機まで，また飛行場に着いてから飛行機までの輸送手段・人員が必要
③ 移動時間
④ 傷病者への高度の影響
⑤ 高コスト
⑥ 装備の限界

●ヘリコプターによる搬送

空路には固定翼機による搬送とヘリコプター搬送が利用される．ヘリコプターはその機動力を生かし，徴用されるため，その利点・欠点を表9にまとめた．

現場対応としては，通常は多数自動車事故の現場の外傷例に対応する．病院間搬送としては，重篤な感染症の小児・乳児や脳血管障害を持つ成人であり，禁忌は終末期，活動期の傷病者，精神科的・暴力的問題の傷病者である．

●ヘリポートの種類について

日本においては法的にはヘリポートという分類があるわけではない．利用形態によって空港などと場外離着陸場，緊急離着陸場の3種類に分類される．
① 空港およびその他の飛行場
- 公共用やドクターヘリの拠点病院など
② 場外離着陸場
- 国土交通大臣の許可を受けたもののみが利用できる
- 使用前に国土交通大臣の許可が必要
- 臨時離着陸場または臨着場とも呼ばれる
- 空港などに分類されるヘリポートに比べると基準が緩和されている
- 防災ヘリコプターを含め，ヘリコプターが離発着する場所
③ 緊急離着陸場
- 災害時など緊急の場合のみに利用される
- ビルの屋上のヘリコプター離発着場
- 場外離着陸場と違い緊急時以外は使用不可

表9 ヘリコプター搬送の利点・欠点

利点	欠点
●速い（陸路の1/2〜1/3） ●交通事情に左右されない ●搬送がスムース ●低い事故率 ●遠方搬送も可能 ●多数の搬送可能 ●特殊チームの存在	●着陸地の設定・調整 ●狭い作業スペース ●乗り物酔い ●天候に左右される ●高度の影響 ●乗務員の疲労が大きな危険 ●特殊装備が必要（振動，高度，電気） ●高値（150万ドル/1台，2,000ドル/100マイル*） ●飛行距離の限界（150〜400マイル） ●場合によっては，地元からかなり遠方への搬送になる可能性

*1マイル≒約1.6km

表10 公共用および非公共用ヘリポート

項目	公共用ヘリポート	非公共用ヘリポート
設置申請先	航空局（本省）	地方航空局
制限空域	制限空域下の土地使用は法により規制される制限表面と定義	制限空域下の土地使用は法により規制できない安全表面と定義
使用者	誰でも使用できる（拒否権なし）	設置者が認めた者（拒否権あり）
気象資料	1年以上必要	不要
補助制度	国庫補助あり	国庫補助なし
申請から許可まで	1〜2年程度	1〜2年程度

● ヘリポートの使用について

ヘリポートはヘリコプターが使用するための「飛行場」で，航空機の離発着する飛行場の1種であり，2014年9月現在，全国の公共用ヘリポート21ヵ所，非公共用ヘリポート92ヵ所，計113ヵ所であった．

① 飛行場の1種であるため，設置に関しては国土交通省の許可が必要
② 手続きは「公聴会」を開き，利害関係者に意見を述べる機会を与える義務がある
③ 設置目的により公共用ヘリポートと非公共用ヘリポートに区別される（表10）
● 公共用：利用者は特定されず，使用を希望すれば誰でも着陸可
● 非公共用：利用者が特定される．例：警察・消防・企業などの設置，ドクターヘリ拠点病院のヘリポート
④ 地表面ヘリポートと屋上ヘリポート（航空法上は構築物上のヘリポート）に分けられる

ドクターヘリが学校の校庭などの広場に着陸する場合があるが，これは緊急時には航空法によって制限された場所（空港などおよび場外離着陸場）以外にも離着陸することができるためである．

近年は，航空法第81条の2（施行規則176条，2000年2月1日）により，民間機であっても，消防や警察からの要請であれば，事前申請していない場所でも安全が確認できれば，離着陸可能になった．

● ヘリコプター航空医療プログラムの有益性

医学的有益性として，輸送速度の高速化，院外時間の著しい短縮が図られ，特に多発外傷，脳卒中，不安定冠疾患に貢献している．しかし，患者の予後に関しては個人の経験も含んだ逸話データ解析が多くみられる．

Bledosoe（2003）によると外傷患者に対して，Thomas（2002）は有益，Braithwaite（1998）やKoury（1998）は差がないとの報告している．

経済的有益性としては，ヘリコプター設置病院の診療域の拡大が大きいといわれ，また，教育的有益性も報告されている．

● 医療ヘリコプターの問題点

米国では1972年から民間ヘリが導入され，病院に基地を持つヘリコプターが増加してきた歴史がある．

民間ヘリ救急の増加に勢いをつけたのはAdams Cowleyが提唱した"golden hour"の概念である．すなわち損傷を受傷してから迅速に蘇生・根本治療を受けるまでの時間を短縮することがヘリコプター搬送の推進理由になっていた．

しかしながら，Shatneyら（2002）の報告（947名のヘリ搬送中33.5％が外傷センターから退院），Ecksteinら（2002）の報告（ヘリ搬送された189名の小児外傷患者の85％は軽症，33％は退院），Morontら（1996）の報告（小児外傷3,861名の85％は過大評価），Chappellら（2002）の報告（テキサスの一地方では，ヘリ搬送をやめたが，

搬送時間は延長されず，外傷患者の死亡率の上昇もない）などがみられ，医療ヘリコプターの再検討も行われている．

●陸路搬送との比較

航空機搬送と比べ，陸路搬送の特徴をまとめた．陸路搬送の利点としては，以下の点がある．
① door to door
② どこでも停車可能
③ 自由に方向転換可能
④ 天候にあまり左右されない
⑤ 購入しやすい
⑥ 手配が手軽
⑦ 大事故の可能性は低い
⑧ ヘリコプターより室内が明るい

欠点として，次の点が挙げられる．
① 乗り物酔い
② 揺れ
③ 加速／減速
④ 交通事情
⑤ 飛行機より事故率が高い
⑥ 騒音（69〜75dB）
⑦ モニタリングの限界
⑧ 搬送可能な補給物資量の限界

⑩ 生物的動力学

搬送中には傷病者の病態以外に航空機搬送自体による生物学的な問題があり，その身体に及ぼす影響をまとめた．
① 加速
・短時間の加速
・長時間の加速
・線状加速
・遠心加速

直線的な搬送中，すなわち，線上加速では，進行方向に尾側を向けた仰臥位では，頭部に血液が移動し頭蓋内圧が上昇する．逆に進行方向に頭側をおいた仰臥位では，下肢に血液が移動し，循環血漿量が低下する．回旋時には，遠心力により，身体下部に血液が移動し，循環血漿量が減少する（図7）．頭部外傷や出血性ショックの傷病者の場

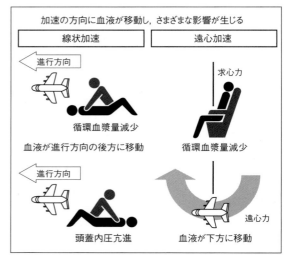

図7 生物的動力学

(Martin T, et al. : The biodynamics of flight. Aeromedical Transportation. Ashgate England, pp55-62, 2005 より引用して改変)

合には，頭部を進行方法に対して，前方もしくは後方におくかは重要な判断である．
② 振動（振動数：0.1〜40Hz）
・低容量の傷病者の悪化
・血管収縮
・発汗の減少
・医療器具の接続脱落
③ 騒音

聴診器は役に立たず，聴診は困難である．また，血圧計も聴診器に頼らないデジタル血圧計が必要になる．
④ 乗り物酔い（振動数：0.1〜0.8Hz）
傷病者のみではなく，救助者の問題でもある．

●搬送中の生理学

航空機搬送，特に固定翼機による搬送は，速度，高度，温度という環境条件や振動，騒音，など航空機からの影響により，生理学的な変化をもたらす（表11）．

また，航空機搬送中の生理学的注意事項と禁忌事項を表12，13にまとめた．

表11 航空機の影響による生理学的変化

低酸素症	振動：有り
健常人では，8,000フィート*の高度に合わせた機内では，機内空気でSpO₂90％となり，2L/分投与でSpO₂：98〜100％になる．	騒音
	聴診は不可能，音性モニターも使用不可能である．
気圧障害	低温
1Lの空気が高度により1.5L/3,000m，3.0L/9,600mに膨張するため，イレウスなど体内空気の膨張が病状を悪化させる病態は，航空機搬送は原則禁忌である．	機内は15〜25℃（冬季），20〜35℃（夏季）である．
	Third-spacing
湿度：低い	血管内から血管外に漏出するため，浮腫，脱水，低循環血漿量が生じる．
加速/減速，重力ストレス	
離陸着陸の際に，頭蓋内圧亢進の患者では，離陸時は進行方法に対して頭を前，着陸時は頭を後にすることが必要である．	汚染された患者の搬送
	機内における感染管理を考慮する必要がある．

*1フィート≒30cm

表12 航空機搬送中の生理学

	注意事項	管理
心血管系	●低酸素症 ●既往症患者の8,000フィート以上の飛行禁止 ●血栓溶解療法後の明らかな出血の有無 ●ペースメーカーの機能不全	●低容量：固定翼機では患者は頭を進行方向に対して後ろにする ●温めた輸液 ●モニター，除細動器 ●抑制帯の確認 ●ペースメーカーの誤作動防止
呼吸器系	●空気の膨張 ●気胸 ●挿管チューブ ●低酸素症 ●新生児 ●暗さと狭さ，騒音のためモニタリングが困難 ●チアノーゼ，蒼白，呼吸音	●照明 ●SpO₂モニター ●加湿した酸素 ●気管チューブのカフは水で膨らませる ●吸引器具 ●ハイムリック，ドレナージバッグを用いた胸腔ドレナージ ●単純X線写真も含めデータの持参 ●高度制限
中枢神経系	●低酸素症 ●振動 ●頭蓋内空気	●頭蓋内空気の検索 ●頭部挙上：30度 ●固定 ●予防的気道確保 ●適度な過呼吸（頭蓋内圧管理のため） ●加圧による頭蓋内への過渡の血流阻止のため，頭部を進行方法に対して前にする．
消化器系	●隔離された空気：ヘルニア，イレウス，術後など ●臓器の状態：手術後，憩室炎，潰瘍，炎症など	●胃管挿入 ●管やドレーンによる吸引，あるいは開放 ●外ドレナージ
泌尿器系	●尿カテーテル，蓄尿器の中の空気の膨張 ●消化管のガス膨張による膀胱圧迫による失禁 ●仰臥位での排尿困難	●カテーテルのバルーンは空気ではなく水を使用 ●蓄尿器の排気 ●予防的尿道カテーテル挿入
整形外科系	●体動 ●四指の腫張	●2重弁のギプス ●空気ギプス使用禁止 ●重力が変化するため錘の代わりの牽引力が必要
小児科	●小児では全患者の7％が24時間以内の搬送になる ●特殊な搬送チームが必要 ●労力がかかるため一方向搬送（往復搬送は困難）	●インキュベーター ●小児用装備設備 ●モニター ●暖房システム

第2章　災害対応のパラダイム

表13　航空機搬送の相対的禁忌事項と禁忌事項

相対的禁忌事項	禁忌事項
①胸腔ドレナージが施行されていない72時間以内の気胸 ②加湿された酸素投与のない気管切開 ③重症貧血（Nb＜7，Ht＜21） ④悪性貧血 ⑤新鮮な出血（Ht＜30） ⑥活動性吐血 ⑦10日以内の心筋梗塞，5日以内の合併症 ⑧制御されていない不整脈 ⑨ペースメーカー（搬送途中は固定）装着者 ⑩眼科手術あるいは眼損傷（＜1,500ft） ⑪7日以内の脳血管障害 ⑫頭蓋内空気 ⑬フレーム固定されていない背椎損傷 ⑭上・下顎固定（迅速にはずせる必要あり） ⑮医療の必要がない34週以降の妊婦 ⑯感染期にある感染性疾患，原因不明の39.4℃以上の発熱 ⑰ギプスで巻かれた傷病者 ⑱5日以内に一般手術を受けた者 ⑲終末期あるいは瀕死で搬送に耐えられない者	①加療しても延命が不可能な者 ②蘇生行為を望まない者 ③自己心拍を回復しない心肺停止 ④既に適切な蘇生処置を受けているが飛行途中で死亡する可能性がある傷病者 ⑤病態が進行する可能性のある者 ⑥緊急出産 ⑦精神科あるいは暴力的傷病者 ⑧犯罪者 ⑨機内の装備では対応できない傷病者

まとめ

　救急車の周回路の整備なども含め，適切な搬送のためのシステムを理解する必要がある．搬送手段は災害特性，現場特性などから判断する．個々の搬送順位の決定は，総合的に判断して行い，かつ分散搬送も考慮する．傷病者を安全に搬送するために，搬送の手段，目的などを理解し，域内および域外（広域）搬送を確実に行う．

10 撤収

目標
撤収の意味を理解する

① 撤収とは（図1）

災害対応の中で，撤収とは搬送とステージングを含む．搬送先医療施設に傷病者が集中し，その施設で資源需要の均衡が崩れ災害になること（disaster relocation と呼ばれ，「災害の引越し」を意味する．つまり，現場の災害が医療施設の災害を引き起こすこと）や surge capacity（一度に発生した多数の傷病者を受け入れる収容能力や収容力）が問われる．

② 患者のステージング

航空搬送において，飛行前の患者のステージングとは「傷病者，人員，器材の準備」を意味する．すべての傷病者に対して，現場の状況にかかわらず，航空搬送の前に効果的にステージングが行われなければならない．ステージングを行う場所をステージングケアユニット（SCU）と呼び，広域搬送前後の傷病者の搬送優先順位，搬送前・中・後の安定化治療などを行う．

2011年3月11日の東日本大震災において，わが国で初めて行われた本格的な広域搬送の経験（図2）から，SCU の現状と課題を検討する．

● ASF/SCU/PRA の役割と課題

航空搬送ステージング施設（ASF），ステージングケアユニット（SCU），受入先（PRA）の設置場所，特徴の相違を表1にまとめた．わが国における SCU は，広域搬送に係る医療事象に特化しており，SCU の組織化，医療を含めた統括指揮官の不在と指揮命令系統の不備，行政や他の組織や機構との連携・調整が課題と考えられる．

広域搬送の3原則はトリアージ，基礎的な現場の安定化治療，撤収である．これを実践するためには，医療提供施設（MTF）⇒ ASF ⇒ ステージング ⇒ 航空搬送（AE）⇒ PRA の一連の流れが円滑に行われなければならない．MTF では，撤

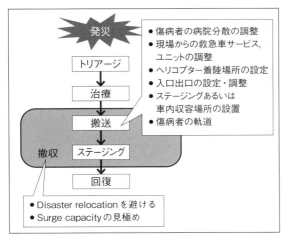

図1　災害時の撤収

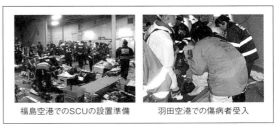

図2　福島空港と羽田空港（2011年3月12日）
（愛媛大学救急学准教授 西山 隆先生より借用）

第2章　災害対応のパラダイム

表1　ASF/SCU/PRA の違い

	ASF	SCU	PRA
設置場所	被災地内	被災地/被災地外	被災地外
	ステージングとは，軍の一般的な用語で，活動を展開する前の，念入りな準備と人員・器材の組織化に関する言葉であり，この言葉がたまに民間の世界で使われるが飛行前の patient staging とは傷病者，人員，器材の準備を含む*.	SCUとは，広域搬送を行うにあたり，搬送拠点基地に設置される医療施設である**. 目的は広域搬送の適否の判断，傷病者の安定化，搬送順位決定	受取側空港から後方医療施設へ適切な搬送
特徴	医療的事象に特化ではなく，被災地内から被災地外への搬送の準備・組織化	医療的事象に特化	・Surge capacity ・Disaster relocation を避ける

DMAT-SCU 本部（SCU 本部），厚生労働省医政局災害医療対策室（厚生労働省本部），域外 DMAT 本部が医学的事象以外を調整している
(* Hund WW at al. : Patient Staging for Aeromedical Evacuation. Aeromedical Evacuation. Springer. New York, pp75-87, 2003 より引用して改変／** 大友康裕：広域搬送．プレホスピタル MOOK9；DMAT．永井書店，東京，pp36-50, 2009 より引用)

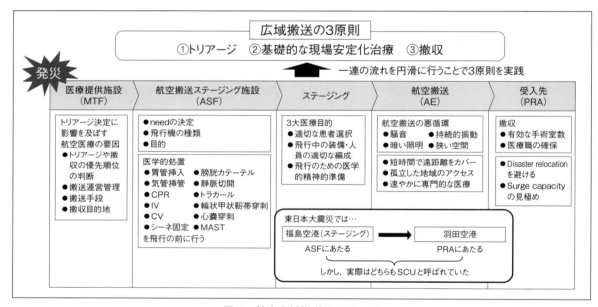

図3　航空広域搬送のフロー図

(Burkle FM, at al. : Aeromedical Triage Support to Mass-Casualty Events. Aeromedical Evacuation. Springer, New York, pp60-74, 2003 より引用して改変）

収の優先順位の決定，搬送運営の管理，搬送手段，撤収目的地を考慮したトリアージを，ASF では，飛行機の種類や目的など考慮しつつ，医学的な処置を行う．SCU ではステージングとして，適切な患者選択，飛行中の装備・人員の適切な編成，飛行のための医学的精神的準備をし，騒音，暗い照明，持続的振動，狭い空間という AE の悪環境を克服し，PRA に向かう．PRA では，disaster relocation を避け，ベッド数の確保や人材人員確保などの surge capacity を駆使し，広域搬送を遂行させる（図3）．

図3のフロー図を東日本大震災にあてはめると，福島空港が ASF となり，ここでステージングを行い，羽田空港が PRA にあたるが，実際は福島空港も羽田空港も SCU と呼ばれていた（図4）．仮に，羽田を PRA と呼ぶなら，羽田空港は

10 撤収

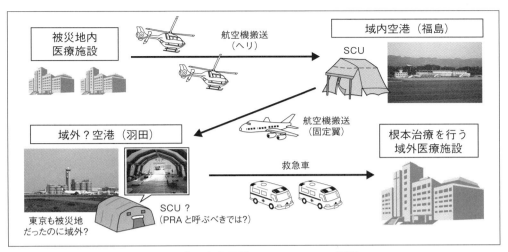

図4 東日本大震災における SCU の問題

域外であるべきであるが，東京も被災地であったため，この広域搬送は域内から域内のものになっており，域内から域外へという広域搬送の原則からも疑問が残る．

まとめ

撤収とは，短期間の全体的到達点であり，適切な段階で，傷病者，その家族，搬送手段を持たない非傷病者，すべての救助要員を含む撤収を指す．

可能な搬送手段（公共交通機関，スクールバス，シャトルバス，パトカー，タクシー，船），搬送先収容施設（後方病院，オフィスビル，高層ビルなど）を前もって準備しておくことが鍵である．

第2章　災害対応のパラダイム

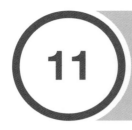 # 回復 ―災害時の精神的ケア―

目標
被災者，傷病者，救助者の精神的な反応などを学ぶ

① 災害の「こころ」への影響

災害を経験すると，集中力の欠如，決断力の欠如，自責感，記憶力の低下，不信感，混乱など認知面への影響，疲労感，睡眠障害，胃腸の不調，食欲減退などの身体面への影響，ショック，怒り，いらだち，絶望感，悲しみなどの感情面への影響がある．最悪の場合は自殺に至ることもあり，警視庁の調べでは，阪神・淡路大震災に起因したと思われる自殺者は32名で，内訳は男性21人，女性11人であり，50代：10人，60代：7人，70代：9人（最小：37歳の男女，最高：93歳）であった．1ヵ月後の2月が5人，8月が4人であり，時間が経過しても自殺者がみられた．

被災地域住民などへの心理教育も『災害時のこころのケア』として重要であり，心理教育によって次の3つの事態を避けることが重要である．

①自分自身を責めてしまうような被災者本人に生じる問題
②心理反応を起こした人に対し周囲が不適切に対応してしまう問題，すなわち，周囲が被災者を責め「傷口に塩を塗る」こと
③スティグマ化の問題であり，ある特定の人間や集団に社会から心ない汚名が着せられてしまうこと

被災者の反応は，警戒，衝撃期，ハネムーン，

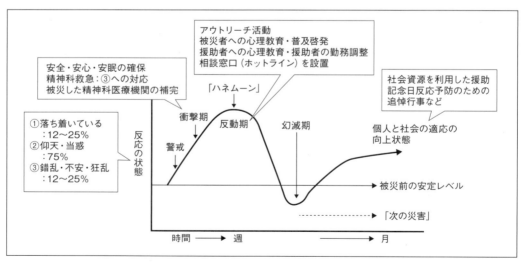

図1　災害後の心理的反応の推移と必要な支援

（岐阜県精神保健福祉センター：災害時のこころのケア．2011．http://www.pref.gifu.lg.jp/kenko-fukushi/fukushi/jisatsu/jisatsutaisaku/saigaikokoro.data/mentalcare2303.pdf より引用して改変）

11 回復 —災害時の精神的ケア—

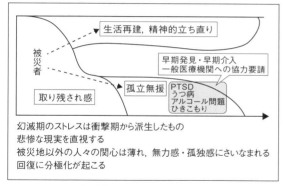

図2 幻滅期における回復の2分極化
(岐阜県精神保健福祉センター:災害時のこころのケア. 2011. http://www.pref.gifu.lg.jp/kenko-fukushi/fukushi/jisatsu/jisatsutaisaku/saigaikokoro.data/mentalcare2303.pdf より引用して改変)

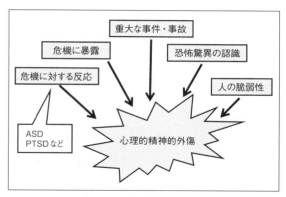

図3 精神的外傷を引き起こす要因
(Brock SE : Assessing Psychological Trauma. http://www.csus.edu/indiv/b/brocks/workshops/district/ccsd.2.06.pdf より引用して改変)

幻滅期, 適応期と推移していく (図1). 特に, 幻滅期には, 被災者の回復に, 生活を再建し精神的立ち直りを示す群と関心が薄れるにつれ, 孤立無援から心的外傷後ストレス障害 (Post Traumatic Stress Disorder : PTSD), うつ病, 引きこもり, アルコール問題が生じる群の2分極化が起こる (図2).

精神的外傷を引き起こすさまざまな要因を図3に示した.

● 災害の心理的影響 (図4)

災害による心的影響を挙げる.

① 再体験症状

災害の体験に関する不快で苦痛な記憶が一瞬目の前に現れたり (フラッシュバック), 夢の形で繰り返しよみがえること.

② 回避・麻痺症状

被災体験に関して考えたり, 話したり, 心が動揺することを極力避けようとしたり, 思い出させる場所や物を避けようとすること. 記憶が脱落したり, 抑うつ状態になることもある.

③ 過覚醒症状

眠れない, 眠りが浅い, イライラする, すぐ腹が立ち, 物事に集中できない, などの精神的緊張が高まった状態をいう.

このような症状が災害後1ヵ月未満の間にみら

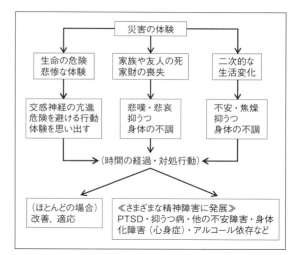

図4 災害の心理的影響
(菅原 誠:災害ストレスを乗り越えるには. 災害列島に生きる. 平凡社, 東京, pp123-179, 2011 より引用して改変)

れるときは急性ストレス障害 (Acute Stress Disorder : ASD) である. ASDには①, ②, ③に加えて④が現れることがある.

④ 解離症状

自分が体験したショッキングな出来事を受入れることができず, 自分を見失っている状態であり, 感情を失っているため, 一見落ち着いてみえるのが特徴.

⑤サバイバーズ・ギルト

生き残ったことに罪悪感を抱く心理的状態であり，直接体験だけではなく，例えば，孫を失った祖父母が，何故自分たちが生き残り，幼い孫が死ななければならなかったのかと苦しむ心理もそれにあたる．また，被災地から遠く離れた地域の人でも発症する．

⑥喪失とトラウマ

トラウマは，破壊的な体験の直接的な効果ではなく，「どうして，あなたではなく私が生き残ったのか？」という喪失感がトラウマの源泉である．『謎』を解消してトラウマを解消しようとする．

⑦悲嘆反応

深刻な喪失体験に生じる一連の心理過程を「悲嘆反応」と呼ぶ．

② 安心が失われた時

●体験が作る恐怖の厄介な特徴

①一回学習：強い恐怖を起こした対象に感じる不安は，ほとんど一回の経験で成立する
②般化：恐怖を引き起こした刺激そのものでなくとも，似たものや関係したもの・場所・人にも広く起こる
③回避による恐怖の持続：関係したもの・場所・人を避ける結果，かえって恐怖はいつまでも消えない

このような特徴が災害による種々のストレス障害にも表れる．被災住民にASDやその後のPTSDが生じ，慢性的なものとして持続する．

●海外における被災者反応についての報告

① Livanou らの1999年トルコ地震の報告

生存者の調査では，14ヵ月後でも63％の住民がアメリカ精神医学会（DSM-IV）の診断基準に合致するPTSDを示していた．

② Segerstromら1994年カルフォルニア・ノースリッジ地震の検討報告

もともと心配傾向が強い性格特徴を持っていた住民は，地震直後だけでなく3ヵ月後も免疫力の低下（ナチュラルキラー細胞の減少）がみられた．

③ 災害のフラッシュバルブメモリー

BrownとKulik（1977）によれば，今までに経験したことがないような予期せぬ出来事（意外性）が自分や国家にとって非常に重要なもの（重大性）と評価されると，その時の脳内の活動はすべて符号化され永久に保持されるメカニズムが自動的に発動する．これをフラッシュバルブメモリー（Flashbulb Memory：FBM）と呼ぶとしている．

FBMは災害に備えさせる働きを持っていると同時に人を繰り返し苦しめるもろ刃の剣でもある．トラウマになった出来事がありありと再現されるというFBMの特徴はPTSDの診断項目でもあり，重なり合う現象である．

特徴としては，
①生々しい
②その時自分はどこにいたか
③その時何をしていたか
④どのようにして知ったのか
⑤その直後どうしたのか（何が起こったのか）
⑥自分はどのように感じたのか
⑦他の人はどのように感じたのか
などをはっきり記憶している．

FBMもPTSDも鮮明な記憶が再現されるという自信がありながら，実は記憶が必ずしも本人が思ったほど正確ではないという矛盾した現象である．

④ 災害時の心理的反応の経時的変化

●被災時の精神的障害

被災時に急性ストレス反応（Acute Stress Reaction：ASR）を発症することは正常な反応であり，8割の人は1ヵ月以内に自然に回復する（図5）．なんでもかんでもPTSDと称するのは間違いであり，ASR，ASD，PTSDへの正しい知識が必要である．

① ASR
- 強い外傷性出来事に遭遇した直後や1ヵ月以内に出現

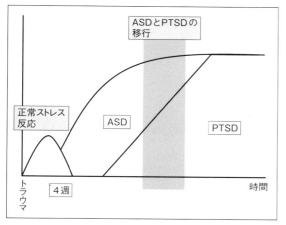

図5 ASDとPTSD
(菅原 誠：災害ストレスを乗り越えるには．災害列島に生きる．平凡社，東京，pp123-179, 2011より引用して改変)

- 解離症状：現実感の消失，感覚の麻痺
- 再体験：現場の記憶やイメージが突然現れる
- フラッシュバック：突然当時の光景がよみがえる
- 侵入：思い出さないように努力しても記憶がよみがえる
- 回避：惨事を想起させる刺激の回避
- 覚醒亢進（過覚醒）：不安が高まり，興奮状態に陥る

② ASD
ARSの4症状（解離症状，再体験，回避，覚醒亢進）が2日間以上持続し激しい苦痛を感じ，職業生活や対人関係に著しい機能障害が現れる場合．

③ PTSD
ASDの症状が災害後1ヵ月以上も続いたり，災害後に一定の時期を置いてから現れる場合．

● ASDとPTSDの違い（図6）
ASDとPTSDの違いは症状自体より，症状の持続時間に重きがおかれる．

① ASD
- 災害発生から4週間以内に症状が現われ，最低2日間は症状が継続する

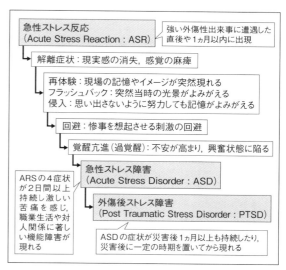

図6 ASR ⇒ ASD ⇒ PTSD
(松井 豊：救援者の心のケア．災害社会学入門，弘文堂，東京，pp92-98, 2009より引用して改変)

- 社会生活，仕事に影響を及ぼし必要な支援を得られなくなる状態

② PTSD
- 症状が1ヵ月以上続く
- 社会生活，仕事に影響を及ぼす

体験が作る恐怖の特徴は，一回学習，般化，回避による恐怖が持続することであり，PTSDの診断項目にも反映される（表1）．

PTSDには「1ヵ月以上続く」という基準項目があるので，災害から1ヵ月以内にPTSDと診断してはいけない．ほぼ同様の症状が，「外傷的な出来事の4週間以内に」「最低2日間，最大4週間」持続する場合はASDと判断する．

⑤ 被災者のこころのケア

●こころのケアの心構え

被災者へのこころのケアの心構えとして，
①押し付けがましくないように
②傾聴
③『イイタイコト』そして『デキルコト』は何か
④何から聞くか
⑤どこまで聞くか

表1　PTSDの診断基準（DSM-IV-TR 2000）

① 以下の2つが共に認められる外傷的な出来事に曝露されたことがある.
- 危うく死ぬまたは重症を負うような出来事を，1度または数度，または自分または他人の身体の保全に迫る危険を，その人が体験し，目撃し，または直面した
- 反応は強い恐怖，無力感または戦慄に関するものである

② 外傷的な出来事が，以下の1つ（またはそれ以上）の形で再体験され続けている．
- 出来事についての反復的で侵入的苦痛な想起で，それは心像，思考，または知覚を含む
- 出来事についての反復的で苦痛な夢
- 外傷的な出来事が再び起こっているかのように行動したり，感じたりする（その体験を再体験する感覚，錯覚，幻覚，および解離性フラッシュバックのエピソードを含む．また，覚醒時または中毒時に起こるものを含む．
- 外傷時の出来事の1つの側面を象徴し，または類似している内的または外的きっかけに暴露された場合に生じる強い心理的苦痛
- 外傷時の出来事の1つの側面を象徴し，または類似している内的または外的きっかけに暴露された場合の生理学的反応性

③ 以下の3つ（またはそれ以上）によって示される外傷前には存在していなかった外傷と関連した刺激の持続的回避と，全般的反応性の麻痺．
- 外傷と関連した思考，感情，または会話を回避しようという努力
- 外傷を想起させる活動，場所，または人物を避けようとする努力
- 外傷の重要な側面の想起不能
- 重要な活動への関心または参加の著しい減退
- 他の人から孤立している，または疎遠になっているという感覚
- 感情の範囲の縮小（例：愛の感情を持つことができない）
- 未来が短縮した感覚（例：仕事，結婚，子供，または正常な一生を期待しない）

④ （外傷以前には存在していなかった）持続的な覚醒亢進症状で，以下の2つ（またはそれ以上）によって示される．
- 入眠，または睡眠持続の困難
- 易刺激性または怒りの爆発
- 集中困難
- 過度の警戒心
- 過剰な驚愕反応

⑤ 障害（②，③，および④の症状）の持続期間が1ヵ月以上．

⑥ 障害は，臨床上著しい苦痛または，社会的，職業的または他の重要な領域における機能の障害を引き起こしている．

⑥怒りへの対応
⑦深い悲しみへの対応

と挙げられるように，方法論はできており，標準化されている．逆に方法論や標準化（マニュアル作り）が優先し過ぎていないかの懸念がある．心的な問題への認識は総論ではなく各論であり，過去の経験談やネット検索で十分であろうはずがなく，現状で十分か，何が不足しているか，医療資源の乏しい状況下でケアする側は何ができるのか，あるいは，してはいけないのかなど，より被災者に近いケアが望まれている．

非指示的方法をとるカウンセリング（来談者中心療法）における患者とカウンセラーの会話では，患者が何をいっても，傾聴，受容，共感をしなければならない．この方法は，ロジャーズ派の教科書通りの正解であるが，反作用として，患者の方も感情だけに関心が向いていき，患者は，周囲に落ち度があったとしても「自分が悪かった」と反省するように誘導されていく．会話というものは「話かけられる相手・対話者」「問題にされている対象（事柄）」「話している主体」の3つの側面から成り立っている．この3者の中で，カウンセリングが重視し取り扱おうとするのは「話している主体」とその言葉だけで，「語る言葉が問題にしている事柄から関心をそらし，言葉と語る主体への関係と問題をずらしていく」ことになる．患者が何をいっても「そう」と受け止めて，患者の気持ちや感情に寄り添ってくれるため，「こんなにあり難いことはない」と思うかもしれないが，語っている内容ではなく，「悲しんでいる私」にばかり関心が集中していくことに注意すべきである．

● こころのケアの問題点

「こころのケア」という温かく優しい響きのする言葉が一人歩きをし，『こころのケア騒動』と

でも呼べる状況に発展していった面もあったことは，今後の災害救援のあり方を考える上でも十分に反省しておくべき点であると懸念する意見がある．これは，ケアされるべき「こころ」は果たして個人の内にあるのだろうか？　という本質的な問題から，「こころのケア」のあり方を検討している．「こころ」とは，個人の内面にあるのではなく，人と人との関係において展開するものである．本来の心のケアは，被災者が生きてきた地域社会という集合体が再構築されていく過程を，被災者との集合性を構築することによって支援していくものである．従来の「こころのケア」は誰のための活動か？　ということが忘れられていたことは否めない．心理臨床の専門家であることを明示した腕章をつけて避難所を巡回し，被災者の話を聞くより，「こころのケア」の専門家であることを戦略的に忘れ，避難所に長期的に滞在しながら，徐々に専門性を発揮すべきであるとの報告もある．具体的には避難所に行き，通常の救援業務（水くみやトイレ掃除）を行うことから始め，避難者と同じ生活を送り，その時には心理臨床家であることを戦略的に忘れ活動する．避難者もそのような姿をみて初めて信頼して話のできる人だと認識する．ここに専門家と避難者の関係の萌芽がみられる．すなわち，心理的支援が生活支援と併せて提供されることが望ましい．

6 救援者のこころのケア

●惨事ストレス

被災者のみではなく，救援者もストレスを受ける．これを惨事ストレスという．救援者のストレスには，

①外傷的ストレス：死体や悲惨な状況の目撃，トリアージなどの責任の重い決断，危険な状況下での活動（治安状況の悪化の下での活動）
②累積的ストレス：不快で危険な環境での長時間の救護活動，救護活動の困難さやプレッシャー，権限をめぐっての争いや欲求不満などからくるストレスの蓄積
③基礎的ストレス：救護チーム内部の人間関係から生じるストレス，個人の性格や自己主張の強さが影響する

がある．

以前まで救援者側のこころのケアは，あまり顧みられず，結果的には救援者も被災者にしてしまっていたが，救援者の健康管理の上にとっても重要である．惨事ストレスの具体的な症状を表2にまとめた．

●惨事ストレスへのケア

①災害救援者自身が普段から行うストレスケア
- 自己解消法：運動，睡眠，リラクセーション，趣味など
  ASRの「回避」の現れとして惨事で活動した後に救援者が運動の負荷を増やす行動に出ることがある．非合理な信念（…ねばならない）を緩める発想の転換が必要．
- 社会的解消法：人から受ける支援（ソーシャルサポート）

②医師によるストレスケア
- 向精神薬による薬物療法

③臨床心理士によるストレスケア
- カウンセリング
- 認知行動療法
- 眼球運動による脱感作と再処理法（EMDR）
  治療者が被検者の眼の前で指を一定の速度で動かし，それを眼で追いかけてもらう治療技法である．突発的に非常に強い外傷体験を経験すると，その記憶は未加工のまま保存され，ネガティブな感情もそのまま保存され，この記憶がさまざまな不快な感情を呼び起こす．EMDRは被検者に外傷的な出来事を考えてもらいながら，脳を直接的に刺激する眼球運動を行うことで，脳が本来持っている情報処理のプロセスを活性化させるといわれている．
- 暴露法

7 支援者にできるこころのケア

災害時の精神保健医療活動についての住民教育の必要性は周知である．しかし，実際には，災害時の医療資源が不足した状況下の自助努力として何ができるのか，あるいは，専門家でない者に何

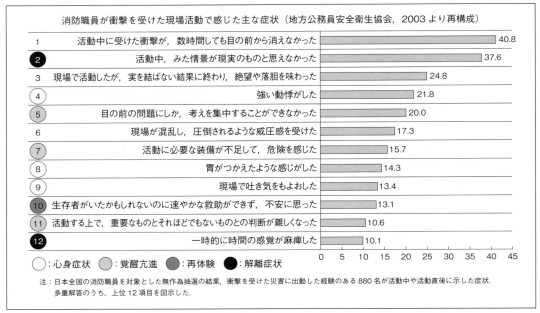

表2 惨事ストレスの主な症状（分類と症状）

（松井　豊：救援者の心のケア．災害社会学入門，弘文堂，東京，2009：pp92-98より引用して改変）

ができるかが具体的には提示されていない．"生兵法はけがの源"とわかっていても「何かできないか？」「何をしてはいけないか？」「素人に携われることはどこまでか？」つまり，裏を返せば，「こんな症状の時は至急受診を勧める」ことを知ることが重要である．実際には，「聴く」「感じる」「守る」しかできないかもしれないが，応急手当として，考えられる事項をまとめた．

①生存者をさらなる被害から守る
②心理学的な目覚めを減衰させる
③最も打ちひしがれている人のために支援を行う
④家族を一緒にし，生存者で新たな共同体を作る
⑤情報，安心，教育的コミュニケーション，教育を提供する
⑥有効な危機伝達技術を使用する

中でも重要なのはストレス症状が顕著な場合，早期に専門家に受診させるために，身体のトリアージ同様，「こころのトリアージ」をすることである（表3）．

表3　支援する立場になった時，できること

- 被災体験をじっくり聞くこと（傾聴）
- ゆっくり自然な感じで問いかける
  「けがはされませんでしたか？」「血圧は大丈夫ですか？」
- 途中で話をさえぎらない
- その話に共感する
- 無理に聞き出すことや安易な励ましやアドバイスは禁物
- 被災時無理に思い起こすような聞き方は避ける
  「その時，何があったの？」など
- 被災者の怒りには，非難や否定ではなく，怒りの感情を受け止める
- 感情をコントロールできない時は中断も必要
- 悲しんでいる人に寄り添う
- 感情に巻き込まれず，一定の距離を保つ
- 困っていることを具体的に聞く
- 体が触れ合うことは恐怖や悲しみを和らげる効果がある
  身体接触を嫌がる人もいるからケースバイケース
- ストレス症状が顕著な場合は早期に専門家に受診させる

⇩
こころのトリアージ

（菅原　誠：災害ストレスを乗り越えるには．災害列島に生きる．平凡社，東京，pp123-179, 2011より引用して改変）

⑧ こころのトリアージ

災害時には，精神的なトリアージも重要である．こころのトリアージは，

① 老人，小児，その他危機下にある人に特殊な支援をする
② 有効かつ信頼できる臨床的な評価指針を使用する
③ 緊急入院をさせる
④ 適応がある場合に他の特殊な治療へと進めるために必要である．特に小児と老人は精神的な状況評価が困難であり，早期から精神的なケアを必要とするため，ASRやASDの間に専門家診療の是非をトリアージすることが必要である．その要点を挙げる．

① 共通の条件に対する病的な症状を持つ人たちから災害に対して正常な反応の人と異常な反応の人をトリアージする
② 異常な反応に対しての確かな診断をする
③ 医療的な資質および資源の範囲内で治療する
④ すぐ相談と治療をする必要のある危険性が高い人を確認する
⑤ 小児のトリアージは，身体的トリアージ，精神神経的トリアージ，社会的トリアージの3つの視点を総合していくことが大事である

まとめ

災害時の精神的な障害に関する知識を深め，適切なトリアージなどの対応を行い，被害を軽減させる．

Column

●Surge capacity から Medical surge へ

　Surge capacity とは，いろいろな定義があるが，人員，支援機能，物理的な空間，および後方支援の必要性の増加する出来事に対する既存のヘルスケアシステムの能力の急速な拡大と定義され，災害時に何人の傷病者を受入れられるか（Medical surge）を意味する言葉である．当初は，Surge capacity というとベッド数などを主体としたハード的な側面しか考慮されていなかった．現在は，著しく増加した傷病者を加療する能力（Surge capacity）と特殊な，あるいは，専門的な治療や評価を必要とする傷病者に対応する能力（Surge capability）の2つの側面を包括して，Medical surge と呼ばれている．Medical surge はベッド数，隔離能力，人材，薬剤備蓄，個人防護服，除染能力，行動医学，外傷熱傷治療などを含む包括的な概念となっている（図a）．Medical surge の構成要素は，staff（人員），stuff（モニター，除細動器，人工呼吸器，ベッド，消耗品などの資器材），structure（医療施設，健康センター，公共施設など傷病者収容施設），system（救急医療体制，在宅診療体制，診療所，ボランティア）の4つであり，頭文字をとって，4S と称される（図b）．人員と人材は区別されるべきで，かつ，人員は実際に登院できる実数のみではなく，当院時間・距離などから参集体制を再構築し，適材適所の要員の確保に努め，医療継続を図ることが必要である．

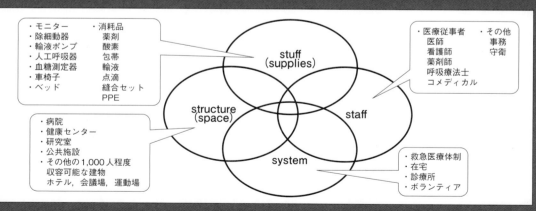

図a　MSCC（medical surge capacity and capability）

図b　Surge capacity の4S

（Adams LM: Exploring the concept of surge capacity. The online Journal of Issues in Nursing, 2009 より引用して改変）

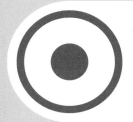

第3章
災害対応チームの体制と役割

1 災害時のロジスティックスの役割

2 災害時のDMATの役割
　―東京DMATを中心に―

3 災害時の看護師の役割

4 災害時の救急隊・救急救命士の役割

5 災害時の薬剤師の役割

第3章　災害対応チームの体制と役割

1 災害時のロジスティックスの役割

目標

1. 災害時のロジスティックスの役割とは何かを知る
2. 災害現場で医療活動を阻害する要因を検討し対策を取ることができる

① 災害時のロジスティックスとは

災害現場での医療活動は，前線での戦闘に例えられる．災害派遣チームの現場における医療不在の時間を短縮したいという考え方自体が，軍隊での可能な限り医療を最前線に進める「far forward medicine」と同様である．この似通った目的であるため，軍隊でのロジスティックス（兵站：後方支援）を災害時に適応したのが災害医療チームにおけるロジスティックスの役割である（図1）．

● ロジスティックスの概念

戦場において，ただ勢いのみで敵陣へ突入する者は無謀な者であり，任務を遂行することができないばかりか，足手まといである．災害現場においても同様のことがいえる．戦い（災害医療活動）を有利に進め任務（傷病者の救命）を達成するためには，事前の戦闘準備（訓練）と偵察・作戦立案（現場の分析と対策）を行い，戦闘力（医療者の能力）を発揮するための兵站（資器材など）を整え，強い信念を持って行動する．「起こらないでほしい状況は，勝手に起こらないものだと信じ込んでいる」「まさか‥実際に〇×△が起こるとは（いい訳）‥」といった考えは捨てるべきである．

② 災害時のロジスティックスの役割

災害現場における医療活動を行うための後方支援活動であり，医療職が本来の医療活動を行うことを前提として，重要な非医療支援を行う．ロジスティックスは必ずしも事務職が行うとは限らない．人，金，物を適正に管理し，医療の継続を図る（図2）．

以下に災害時におけるロジスティックスの後方支援体制と情報収集・伝達の役割について解説する．

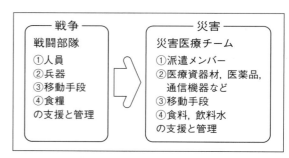

図1　軍隊のロジスティックスを災害に適用

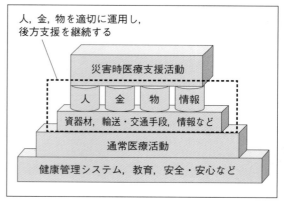

図2　災害医療活動の基盤

1 災害時のロジスティックスの役割

③ 後方支援体制

●被災地内受入施設の場合

災害時,被災地域内の傷病者受入施設(災害拠点病院など)におけるロジスティックスの役割と具体的な業務を図3,表1に示す.

●遠隔被災地派遣の場合

災害時,被災地へ災害医療チームを派遣する際のロジスティックスの役割と具体的業務を図4,表2に示す.

●受入施設と災害現場の違い

日常的に医療が行われる診察室・ERなどの場所は環境が整い慣れた空間,つまり,医療チームにとってのホームグラウンドである.一方,災害

表1 ロジスティックスの業務:受入

①災害対策本部の設置判断
②情報収集
 ●建物や設備の被害規模
 ●患者や職員の安否確認
③院内態勢確認
 ●空床数,使用可能な手術室数,臨時病床数,診療録,医薬品,食料など
④参集可能状況,応援態勢
 ●看護学校,医師会など
⑤診療継続判断,建物・設備などライフラインの確認,修復など
⑥傷病者の受入れ準備
 ●トリアージ準備(ゾーニング,動線確保,テント設営,資器材準備)
 ●仮設トイレの設置,臨時病床の設置(準備),案内図など作成周知
 ●食料,飲料水の調達・確保
 ●受入患者,ボランティア名簿の作成
⑦その他
 ●医師会などとの調整
 ●通信手段の確保
 ●職員・患者の安全確保
 ●マスコミ,患者家族対応 など

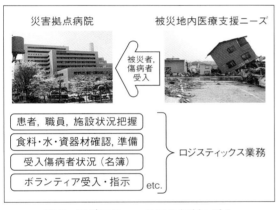

図3 ロジスティックスの役割:受入

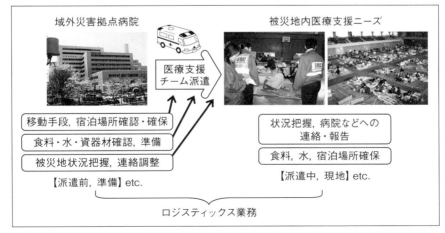

図4 ロジスティックスの役割:派遣

表2 ロジスティックスの業務:派遣

派遣までの段階
① 派遣先(被災地)情報収集(災害規模,被害状況)
② 派遣体制確認(メンバー,出発可能時間,移動手段,宿泊場所など)
③ 携行医療資器材準備(携行バッグ,医薬品,診療材料など)
④ 装備品準備(ユニフォーム,携行食料,飲料水など)
⑤ 事務用品準備(記録用紙,筆記用具,各種消耗品など)
⑥ 無線機,災害用携帯(充電器)準備
⑦ 病院経営本部・福祉保健局との連絡・調整
⑧ 現地対策本部・派遣先との連絡・調整
⑨ その他派遣に関する事項(現地医師会などとの調整,物品調達,資金調達など)
⑩ その他,派遣元の業務調整など

派遣先・災害現地での対応
① 派遣先(被災地)情報収集(災害規模,被害状況)
② 現地対策本部・派遣先との連絡・調整
③ 派遣先本部への挨拶・支援内容の調整
④ 食料確保,宿泊場所確保
⑤ 支援活動記録(対応患者,状況,活動状況記録など)
⑥ 適宜,病院,行政機関へ状況報告
⑦ その他派遣に関する事項(現地医師会などとの調整,物品調達,現金・支出管理など)
⑧ 派遣元医療機関との連絡調整など

表3 天候の変化に対応した設営の工夫

① 緊急展開できるタープ,シートまたは車両などの活用
② 天幕類は,飛ばないように固定,雨に対する側溝を設置
③ 書類は,風による飛散防止のためクリップなどで束ねる
④ メモ帳やペンは,雨でも使用できる防水ノート・油性ペンを考慮
⑤ 汚染患者を取り扱う場合,空気が滞留する所には換気用器材
⑥ 寒い季節では,ストーブ・毛布の準備
⑦ 照明類は,暗くなる前に設置する

派遣時に医療を行う場所は,未知の場所・ライフラインの破壊・二次災害の危険性などさまざまなストレスを受ける現場であり,非日常的な空間,慣れない場所であり,サッカーに例えるならアウェイである.

災害現場へ赴き医療活動を行うことは,まさに敵地へ乗り込み戦闘することと同じと考え備えなければならない.

災害現場で医療チームに求められることは,最大多数に適切な医療を行うことである.

●派遣時の携帯医療資器材

蘇生セット,外傷セット,熱傷セット,輸液輸血セット,緊急医薬品セット,除細動器・携帯用超音波装置・モニター,衛生材料セットなどの応急医療資器材は,平常時から実施確認し,必要物品を目的別にセット化しておく.災害の種類や傷病者の数に合わせて,どのセットを携行するかを決めるおくことが迅速な対応を可能にする.

また,傷病者用だけではなく,簡易ベッドや簡易トイレも状況に応じて準備しておく.

●現場への移動

車両で移動する際は,以下の2点に留意する.
① 車両移動に伴う事故・故障の対策
- 出発前の車両および工具・予備部品の点検
- 専属ドライバーの確保
- 使用可能なガソリンスタンドの確認
② 渋滞・通行禁止などの道路事情の把握
- 被災地の情報収集

現場まで車両での移動が困難である場合は,ヘリでの移動を検討する.

●野外での活動

豪雨・暴風,突風,雷,熱射・寒冷,余震,倒壊・崩落,火災,洪水,秩序のない人々,視界の不良などの環境条件を考慮して活動する.
① 救護所・トリアージポストの設営
  天候の変化を考慮した施設配置と準備を行う(表3).
② 市街地での天幕設営[災害派遣の経験から]
  派遣場所がコンクリート地面であった場合,野戦用天幕が立たない.筆者らが実際に行った対応策として,派遣初日は,予備の水缶・石などで張り綱を張って展張し,その後,後続隊が用意した鉄パイプで足場を組んで支点を確保した.

④ 情報収集と伝達

被災地の真っ直中に入ると周りの状況がみえなくなる．また，現地では，情報が錯綜して必要な情報が入らない．

医療派遣チームがこうしたジレンマに陥らないためには，派遣元病院と連絡を密にすることが解決策となる．ロジスティックスは収集した情報を定期的に派遣チームへ伝え，派遣元病院は，緊急対応チームを編成し，定期的に派遣チームの位置・現場を把握するなど，チームの不測事態に備える．さらに，派遣元病院内の警備室など24時間連絡の取れる場所に指揮所を設置して常時連絡を維持する．

●災害時の通信手段の確保

災害時の情報伝達手段の確保は最優先事項である．電話（固定電話，携帯電話，衛星携帯電話），無線，インターネットなどの各通信手段の長所短所を知り，平常時から複線化多重化しておくことが望ましい．東日本大震災の際の通信手段の検討から，インターネットサービスは，利用者の分散や回線の自由度から，比較的混雑に強い可能性があるという報告もある．

医療職は無線機の使用に慣れていないことも多いので，日頃から，電話と無線機の違いや無線機の使用法を熟知すべきである（**表4**）．

●緊急時に伝えるべき情報

緊急時に伝えるべき情報として漏れがないよう，「METHANE（メタン）」という記憶術がある（**表5**）．

しかし，METHANEという言葉にとらわれ過ぎてはいけない．大災害時には，平常時の目標物が崩壊しており，GPSがなければ正確な場所を把握することが困難なこともある．また，アクセスにしても，高速道路では，インターの前の事案か？ インター過ぎの事案か？ で侵入方法が異なる．伝えるべき情報の本質は「現場にいない者に，明確に現場の状況評価と需要評価を伝えられるか」である．

表4 電話機と無線機の違い

電話機	無線機
①復信方式（異なる送信周波数で相互同時に送受信） ②聞きながら話ができる ③相手の会話途中でも自由に割り込める	①単信方式（同一周波で送受） ②聞いているときは話ができない ③話しているときは聞けない ・相手の話を聞いてから話す ・話し終わってから聞く ・どちらが送信側かはっきりさせる ④原則として本部を介して通信する ⑤送信終了時には「どうぞ」または，「以上」と相手に送信終了を明示する

表5 METHANE

M：My call sign/name/appointment（所属・氏名など） 　　Major incident? standby or declared（大事故か？大災害か？） E：Exact location（発災場所） T：Type of incident（災害のタイプ） H：Hazards?（present and potential）（危険因子の有無と危険の可能性） A：Access（and egress）（発災場所へのアクセスと進入路） N：Number and severity of casualties（被災者数と重症者数） E：Emergency services（present & required）（必要な救急組織）

●情報伝達の問題点

教科書的には，初期情報が来ない，来た情報が受け取れない，受取った情報が正しく理解されない，という大きな3つの問題がある．その背景には意思決定者の不在や意思決定の難しさがあるとされている（**表6**）．そこで対策として，できるだけ大きな声ではっきりものをいい，性能のよい機械を通し，相手も静かにしっかり聞けば情報の伝達と共有は進むものだとして，工学的な問題の範疇で解決法が模索されてきた．しかし，これは間違いであり，結局コミュニケーションは，工学的な問題というより人間科学の問題としてとらえるべきである．すなわち，何かを伝えようとする時に相手によって何をいうかということと，そして何をいわないかということを伝達者が暗黙の内に選択してしまうことが，この問題の本質なのである．

第3章　災害対応チームの体制と役割

表6　教科書的な災害時情報伝達の問題点

初期情報が来ない
① 設備・機器が万全ではない
② 通信機器の被災
③「来ない情報」がないか
④「来ない情報」は自ら収集

来た情報が受け取れない
① 無人の部屋に届く
② 届いた情報が埋もれる
③ 受信確認の重要性
④ 受信体制の整備

受け取った情報が正しく理解されない
① 途中で情報が変化する
② 伝えやすさの工夫

意思決定者の不在，意思決定の難しさ
① 正常化の偏見：自体の楽観化
② 不確実さの中での意思決定
③ 明確な判断基準の事前設定
④ 専門家との連携

（首藤由紀：災害時の情報伝達と意思決定．防災の心理学；本当の安心とは何か．東信堂，東京，pp19-45, 2009より引用して改変）

⑤ 個人のロジスティックス

個人のロジスティックスとは，災害現場で医療活動を阻害する要因を検討し，対策を取ることができるようになることである．

● 医療活動の阻害要因と対策の検討

平常時から，阻害要因となる残した家族，自身の負傷・体調不良，移動の困難・交通事故，通信・電気・ライフライン，野外での活動・天候の悪化，危険物・二次災害，照明・騒音，心的外傷，発災の時間帯などを考えておく．

チーム内の各個人が，自身の健康について平常時から以下のことを常に考え，「事態を予測して予防と対応要領を決めておく」ことが大切である．
① 被災地で受傷したらどうするか？
② 被災地で持病が悪化したらどうするか？
③ 被災地で感染症に罹患したらどうするか？

● 災害現場での外傷の予防

生死に関わる大きな外傷に関しては，安全確保が第一（適切な状況評価）である．医療チームの活動に影響を与えるような外傷などには**表7**の対応が必要である．

表7　外傷予防の対応

PPEの不適切な装着
● 不慣れな靴によるマメ・靴擦れ 　⇒ 普段から慣らす，テーピングで保護するなど ● 目的，サイズの合わない手袋による受傷 　⇒ 繊維などを考慮しサイズを確認 ● ゴーグルのズレ，曇りによる視界不良 　⇒ 曇り止め加工など ● 騒音による聴覚障害など 　⇒ 耳栓の携行
環境に対する不適切な対応
● 凍結や滑りやすい路面での転倒 　⇒ 靴に滑り止め加工する ● 発汗しての長時間行動による股ズレ 　⇒ スッパツ，ワセリンの活用 ● 大量の蚊，ブヨなどの害虫の来襲 　⇒ 虫除けスプレー，蚊取り線香などの携行

● 災害現場での外傷対応

チーム内での救護対応を確立しておく．
① 個人用救急キットの携帯
② 搬送手段・能力の確保
③ 指揮権委譲の序列を決定しておく
④ チーム全員がある程度の救急処置を修得しておく

自分自身が事故・二次災害に巻き込まれた時は，
① 可能な限り状況を把握して正常な思考を取り戻す
② 低い姿勢で身を守りながら危険から待避する．遮蔽物の裏など安全が確保された場所に待機
③ 自分の身体に外傷がないか迅速に全身を観察し，セルフチェックを行う．外傷があれば止血を優先して自ら処置を行う
④ チームメンバーへ現状の報告

また，被災地で身動きがとれなくなったら助けを求めること．自分の存在を知らせる以下の資材を携行する．
① ホイッスル
② ライト類（ケミカルライト・ストロボ機能付きカメラなど）
③ 航空機からの視認性の高い表示板
④ 通信機（無線・携帯など）

● 災害現場での健康管理

衛生環境の破壊された現場で安全に生活できるか？を常に念頭に置いて活動する必要がある．
① メディカルチェック
　チーム内で基準を設定して，体調不良者をピックアップする．自己申告など
② 個人医療情報カード，保険証の携行
　原則的に持病を持っている者は被災地へ派遣しない
③ 常用薬の持参
④ 被災地で流行している感染症の情報収集

災害現場で活動する際の服装や衛生面の管理も大切である．具体的な対処方を表8，9に示す．また，被災地では疲労回復も重要である．脱げるときは靴を脱いでリラックスする（足は大切）など，被災地内での自分自身の疲労回復方法も講じる必要がある．以下に，筆者が実践したいくつかの例を挙げる．
① サンダルを持っていくと便利
② ウエットティッシュで身体を拭くだけでも気分的に違う．衛生面にもよい

表8　天候の変化に適応した服装

① 雨風の中でも長時間快適に動ける高機能な雨衣の準備
外部からの水滴を防ぎ内部の汗を逃がす素材（ゴアテックスなど）
② 長時間身に着けても，快適に動ける下着類
汗に濡れてもすぐ乾き，保温性が高く，抗菌タイプが優れている
③ 下着類を含む衣服の予備を必ず携行する
不測の事態で使えるのが予備，防水処置もしっかり行う
④ ゴーグルは叩き付ける雨風から目を保護する

表9　災害現場での衛生管理

① 水の確保
ポリタンクで水の持参，飲料水の携行，ウエットティッシュなどの持参
② 食器・寝具などの清潔を保つ
食器は使い捨て，またはビニールを活用し，定期的に寝具の手入れをする
③ ゴミ・糞便の処理
蓋付の容器に入れることによりハエ・ネズミなどが寄らないようにする．携帯式の簡易便所などを活用する
④ 医療廃棄物の処理
現地で処理方法について調整が必要

③ 足裏マッサージなどで血行をよくしておく
④ 激烈な勤務の合間で気分転換をする
● 好きな音楽を聴く（スピーカーでは聞かない）
● 少量のアルコール
● 家族との会話，仲間との雑談
⑤ 入浴は最高の疲労回復法である

まとめ

ロジスティックスとは災害医療チームのあらゆる後方支援を行うことであり，災害時の医療活動を維持していくためにも必要不可欠である．

第3章 災害対応チームの体制と役割

2 災害時のDMATの役割 —東京DMATを中心に—

目標
1. DMATの定義，役割を知る
2. DMATの活動目的を知る

1 DMATとは

DMAT（disaster medical assistance team）とは，災害の超急性期（概ね48時間以内）に活動できる機動性を持った，専門的な訓練を受けた災害派遣医療チームである．

現場における苛酷な条件下の医療の他，広域医療搬送，病院支援，域内搬送，現場活動などを主な活動とする．

災害対応では，時間の推移によって求められる医療対応も推移していくが，DMATが必要とされるのは超急性期の救出救助に係る救命医療の部分である（図1）．

● DMATの職務

災害現場のDMATの職務を挙げる．
①トリアージ
②限られた医療（根本治療ではない）
③傷病者の搬送
後方業務として，
①患者を受け取るための医療
②既存医療機関の支援
がある．

忘れてならないことは，現場では安全と保安の遵守であり，守るべき順序は，①自分，②チームの仲間，③市民，④傷病者，⑤環境である．

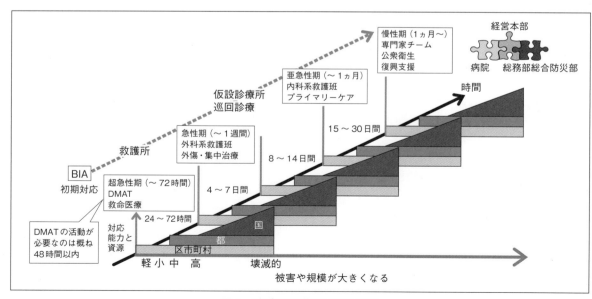

図1　時系列的災害対応の推移

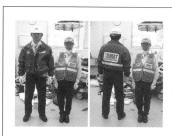

統一ユニフォームは組織を認識させるために役立つとともに、チームの一体感が生まれる.

必要な携帯所持物品
- □ 現金
- □ 身分証明書（DMAT 認定証）
- □ 携帯電話
- □ メモ帳
- □ カメラ
- □ コンピュータ など

PPE が具備すべき条件
Mobile：活動性
Organized：組織性
Utility：統一性
Safety and self：安全性
Environment：環境性

⇒ 頭文字をとって MOUSE と覚える

図 2　個人防護服（PPE）

● DMAT の装備

自身を守るうえでも個人防護服（PPE）は必須である．PPE として具備すべきものとして現金，身分証明書（DMAT 認定証），携帯電話，メモ帳，カメラ，コンピュータなどが挙げられる．

組織の統一性や団体行動にはユニホームは重要であり，活動性，組織性，統一性，安全性，環境性を考慮したものが選択される（図2）．各々の頭文字をとって MOUSE というパラダイムがある．

② 局地型と広域型（図3）

DMAT の役割が，主に地域の住民に対しての医療提供なのか，広域派遣のための医療提供なのかにより，局地型 DMAT，広域型 DMAT と分けられている（図3）．

図 3　局地型 DMAT と広域型 DMAT

● 東京 DMAT と日本 DMAT

DMAT の活動は，PICE ステージからみて，PICE ステージ 0，Ⅰ，Ⅱ を主として担う東京 DMAT などの地域 DMAT，PICE ステージ Ⅲ を主として担う日本 DMAT がある（図4）．PICE

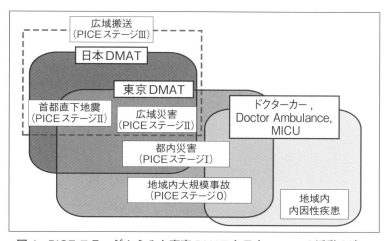

図 4　PICE ステージからみた東京 DMAT と日本 DMAT の活動の違い

ステージのⅡ，Ⅲが広域搬送にあたり，東京DMATのPICEステージⅡの出動基準を図5に示した．東京DMATと日本DMATは理念が違うだけではなく，あり方も異なっており，どちらの優劣を競う問題ではない（図6）．

東京DMATは，医療派遣チームそれ自体を指すのではなく，首都防衛組織の一環であり，東京消防庁DMAT連携隊や派遣システムも含んだ東京都の災害対応の組織体系を意味している．東京DMATは，災害現場の医療不在の時間を可能な限り短縮するために，2009年8月に組織体系も含め，東京都の事業として設立された（図7）．東京DMATの組織体系は都知事を長とするものであり，東京都が病院を指定して，さらに指定病院の職員に研修を実施して，隊員を認定している．2013年4月1日現在，25病院，931名の隊員がいる．

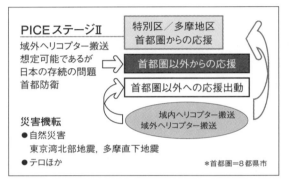

図5 東京DMAT出動基準

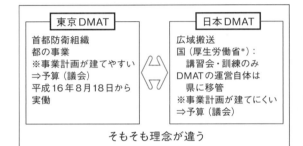

図6 東京DMATと日本DMATの理念

＊厚生労働省：DMATの教育研修に資金提供

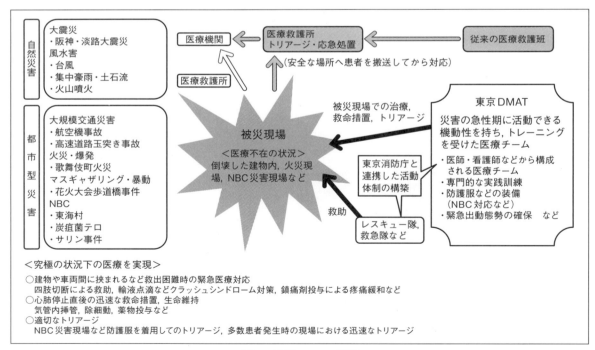

図7 東京DMAT構想

2 災害時のDMATの役割 —東京DMATを中心に—

③ 東京DMATの役割

●具体的な大きな目標

現場における救急医療，患者搬送，根本治療が3大目標である（表1）．

●活動基準と活動

2001年度厚生科学特別研究による「日本における災害派遣医療チーム（DMAT）の標準化に関する研究」におけるレベルⅡの対象傷病者数を参考として，重症2名以上，中等症10名以上，軽症15名以上を活動基準とした（ただし，傷病者全員が災害現場から速やかに救助され，医療機関への搬送が可能な場合を除く）．

重症度の判断は東京消防庁の傷病別重症度判断基準によるものとし，救急隊の混乱を避け，また，出動は東京消防庁司令室が判断し，出動要請することで簡略化し，より実践的とした．地域防災計画によって，東京DMATの位置づけが定められており，東京DMATの命令系統，役割が明記されている．

表1 東京DMATの3大目標

①現場における救急医療
● 現場の健康・医療面からの分析・評価
● 現場における被災者および救助隊，DMATへの健康・医療に関するサービス提供
● 被害者の確認と検死・検案
● DMATの派遣の判断
● 装備などの補給補充
②患者搬送
● 現場からの搬送
● 搬送手段や搬送中の安全の確保
● 広域搬送
● 患者管理
● ステージングおよびトラッキング
● 種々の機関組織との調整
③根本的治療
● 収容先被災地内外医療機関の把握
● 災害拠点病院との連携

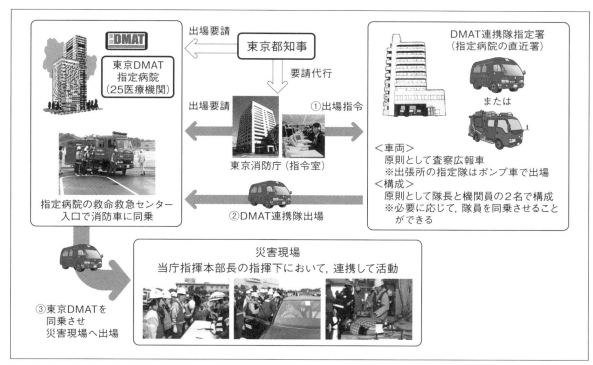

図8 東京消防庁・東京DMAT連携隊の通常運用

第3章　災害対応チームの体制と役割

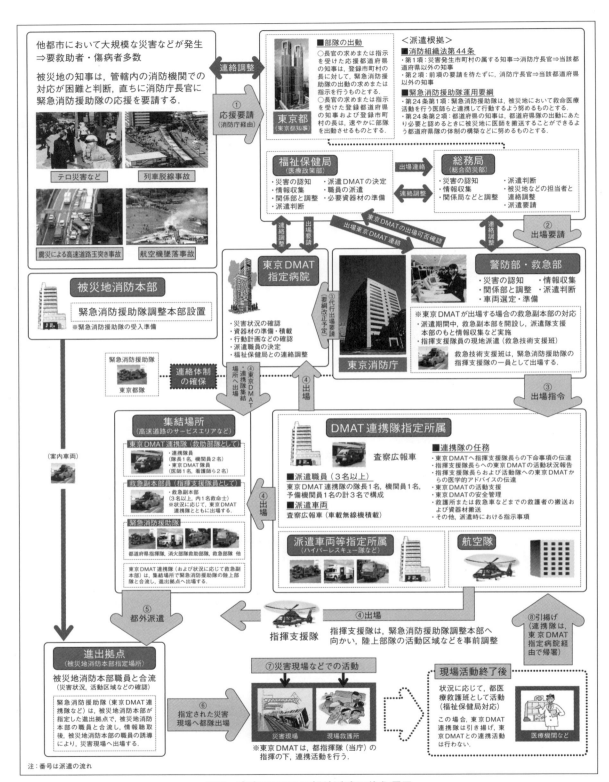

図9　東京DMATの都外派遣に伴う運用

●派遣体制と活動

東京DMATの出動要請は組織体系上，都知事の要請に基づくが，迅速性・実効性を持たせるため，東京消防庁が代行している．医師1名，看護師2名，事務官1名が通常編成であり，その搬送や安全を確保するため，東京消防庁の東京DMAT連携隊が随行する（図8）．

活動に際しての各関係機関の連絡事項が決められている．

①東京DMATは，救出救助の部隊と連携して多数傷病者らの救命処置などを実施し活動する．

②東京DMATの出場にあたっては，東京消防庁との連携によることを原則とし，「東京DMAT運営要綱」に基づき活動する．

③東京都福祉保健局は，東京DMATチームが効果的な活動を行えるよう，東京DMAT指定病院と情報の共有を行うなど連携を密にするとともに，医療従事者らの迅速かつ円滑な派遣に努める．

④東京都福祉保健局は，災害現場の東京DMATチームとの連絡体制の確立に努めるとともに，必要に応じ東京DMATに対し，医療資器材などの支援を行う．

また，東京都外の地域の派遣についても，緊急援助隊と連携して活動する体制を作っている（図9）．

●東京DMATとDMAT連携隊

東京DMATの組織上の位置付けは，消防隊の指揮本部長の指揮下で活動する，いわゆる「小隊の一員」であり，DMAT連携隊と東京DMATが一体となって活動する組織系統である．東京DMATの活動を支えているのは，連携隊といっても過言ではないし，東京DMATの運営上の最大の特徴でもある．東京DMATの現場までの輸送は，DMAT指定施設管轄の最寄りの消防署から東京DMAT連携隊が担当し，施設まで迎えに行き，DMAT隊員・装備を現場まで搬送する（図10）．

また，活動中の隊員の安全の他，通信伝達の支援も行う．連携隊はDMAT指定病院を管轄する消防署のポンプ隊が担当し，原則として小隊長を含む3名以上の隊員で構成され，査察広報車（車載無線機積載）で出場する．

連携隊の任務は，①東京DMATを病院から安全かつ迅速に現場まで搬送する，②指揮本部長および消防隊と東京DMATとのパイプ役・コーディネート役，③東京DMATの活動支援・安全管理である．

連携隊を組織する消防側の利点として，①災害現場での救命率のさらなる向上が図られる，②レスキュー隊，救急隊自身が現場で医学的なバックアップを受けられる，③万が一負傷した場合に自

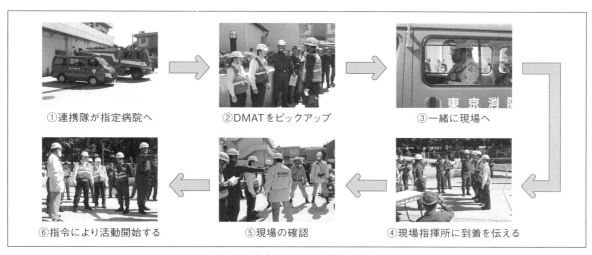

①連携隊が指定病院へ　②DMATをピックアップ　③一緒に現場へ
⑥指令により活動開始する　⑤現場の確認　④現場指揮所に到着を伝える

図10　東京DMAT連携隊の動き

分たちの安全にもつながるという3点が挙げられる.

東京DMAT連携隊が指定病院から東京DMATをピックアップして,現場まで到着するのに,2010年中では,21分53秒かかっている(図11).

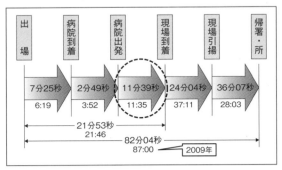

図11　DMAT連携隊の活動時間(2010年中)

④ DMATの課題とMDR(medical disaster response)企画

地震による建物の崩壊時に生存率の向上に貢献する2大要因として,①早い救出,②24時間以内に医療サービスの提供,が挙げられる.この2大要因が傷病者の生存率に大きな影響を与えるため,DMATやMDRT(MDR Team)が設立されてきた.

そのため,DMATのような特殊な医療チームは超急性期医療とそれに見合う装備資源を持っている.しかし,DMATは地震後48時間以内に活動ができなければ,超急性期の生存率向上にあまり影響を与えないし,実際,大地震の際には,活動まで少なくとも48時間経過してしまうという報告が多数ある.地域の医療従事者はこのジレンマを解決する必要があり,地域医療対応システムの概念として最も進歩した形式がMDR企画である.MDRTは発生現場もしくは近くにいる医療従事者で構成され,災害が発生するやいなや,現場で活動する.

MDR企画の特長としては,
①災害現場の限られた環境下での医療従事者向けの傷病者対応訓練を実施している
②地域内での事前計画された場所への医療資器材の配置を実践している
が挙げられる.

まとめ

DMATの言葉の定義は災害現場派遣医療チームであるが,東京DMATは,災害派遣医療チーム自体を指すのではなく,東京都の災害対応の1つの組織体系を指すため,組織体系として活動する.東京DMAT構想の特徴とは,個々のチーム作りという"下流"からではなく,まず東京DMAT計画運営検討委員会を立ち上げ,"上流"すなわち組織体系から構築した.

DMATに関しては今後検討あるいは解決が必要な課題もある.また,地域特性があり,災害のみならず,多数傷病者発生事故にも対応するDMATも存在する.

3 災害時の看護師の役割

目標
災害現場・救護所における看護師の役割を考える

① 災害看護とは

　災害看護の歴史的起源は軍隊戦場看護にある．日本看護協会は災害看護を「災害に関する看護独自の知識や技術を体系的かつ柔軟に用いるとともに，他の専門分野と協力して，災害の及ぼす生命や健康活動への被害を極力少なくするための活動」と定義している．

　災害医学は，組織だてしていくことが専門性であるといわれている．したがって，平常時には災害診療所はないし，被災した傷病者に出会うことに没頭し，朝家を出る医師や看護師もいない．その観点からは，災害の専門家と称する医療職はいないことになる．例外が組織された災害医療専門家チームDMATである．災害医学が災害対応の組織化と定義すれば，看護師の役割も現場における具体的な活動に重点をおくのではなく，その基本概念を踏襲すべきものだと考えられる．

●各災害サイクルにおける看護師の役割

　米国では，災害サイクルに合わせて看護師の役割を論じたものがある（図1）．活動の内容だけではなく，活動場所も，地域の保健行政機関，病院，慢性養護施設，老人ホームなど多岐にわたる．

② 救急看護と災害看護の違い

　救急看護では日常のトリアージを行い，「1人ひとりの患者に最大限の高度医療・人員を提供し，社会復帰を見据えて心身の障害を最小限にとどめ

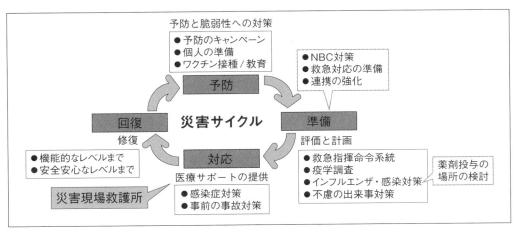

図1　各災害サイクルにおける看護師の役割

（Foley J, et al.：NYS DOH Nurses & Emergency Preparedness. http://www.nynj-phtc.org/phnx/res/2007-12-07/Nurses_Emergency_Preparedness-2007-12-07.pdf）

第3章　災害対応チームの体制と役割

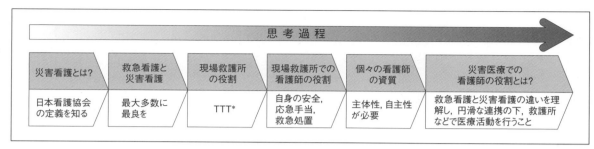

図2　看護師の役割の思考過程
＊TTT：トリアージ，応急処置，後方搬送

ること」に主眼を置いて活動する．一方，災害看護では，災害時のトリアージを行い，「刻々と変化していく災害現場では，多くの危険が伴うため，自分自身の安全を守った上で，傷病者の命を限られた医療資材・少ない人員で最大多数救うこと」を主眼として働く．看護業務それ自体の変化というより，「個人から多数へ」と理念の変化が大きな相違である．したがって，市民にも通常の医療レベルを期待してはいけないということを啓発する必要が生じる．

図2に災害看護への理念の変化について，看護師の役割の思考過程を示した．

●救急外来／災害現場・救護所での看護師の役割

救急外来の看護師の仕事内容は基本的にはモニター装着し，瞳孔の観察と血圧・脈を測定し，医師に処置などの指示を仰ぐものである（図3）．

災害現場・救護所では，救急外来と役割は同じでよいか，違うとすれば何が違うか，医師は看護師に何を望むかなどを考慮すべきである．災害における看護師の役割について具体例を表1に示す．

●米国における災害看護

米国内のDMAT & IMSURTs（international medical/surgical response team）では，新たに重症対応看護師（Critical Care Nurse：CCN）という役割が考え出されている．わが国では救命センターなどで働く看護師がこれにあてはまる．その主な役割を表2に示した．

また，災害看護について，具体的な業務を示した（表3）．

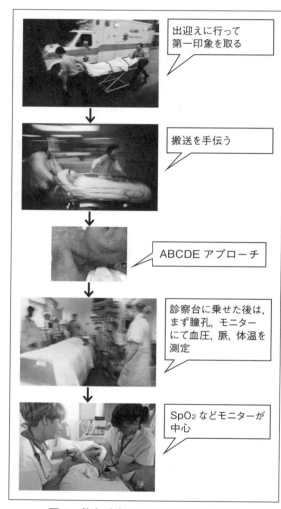

図3　救急外来における看護師の役割

表1 災害現場・救護所における看護師の役割

災害現場における看護師の役割
①安全の確認
②応急手当
③救急処置
④二次災害の予防（爆風損傷による周辺の二次被害者などのケアなど）
⑤バイスタンダーの市民の健康管理（バイスタンダーの感染症対策など）
⑥傷病者のプライバシー保護や野次馬対策
救護所における看護師の役割
①目標はあくまで一時的な処置
②患者の病態の評価
④活動全体の評価
⑤救護所の作業および作業環境管理（ベッドや資器材のレイアウトなど）
⑥心理的なサポート
⑦搬送準備（パッケージング）

表2 CCNの役割

①CCNはトリアージ，安定化および根本治療，撤収を含む災害対応に独自の地位を占める
②地域の病院／医療施設や救護所で活動
③適切な医療資源を被災者の必要度に合わせる努力も業務
④非常にストレスのかかる至適とはいえない環境下で，多様な知識，アセスメント能力，他の公的福祉機関との連携を駆使し，その技術を生かし，トリアージ実施者もこなす
⑤被災直後からの精神的ケア：特に小児・老人　●グループ介入：緊急事態ストレスマネジメント（Critical Incident Stress Management：CISM）

表3 災害看護の業務

①重症対応看護師（CCN）は現病歴と患者の評価，社会心理学的評価，関連した精神的健康サービスを提供する
②災害看護師（disaster nurse）も治療を提供する他に，小児，老人の感情的な支援も行い，風評を抑えて支援する
③誰を先に治療するか迅速に決定することや医療資源が乏しい状況下で誰を治療するかを決めることも多い．歩行可能な傷病者は貴重な人的資源になるので治療が優先する
④安定化治療の支援と小児・老人の精神看護は必ず，災害看護に含まれている

③ 救護所における看護師の具体的活動

●二次トリアージ（予後により傷病者の選定と病態の把握）

一次トリアージ，二次トリアージについて，単純に1回目，2回目のトリアージという意味ではないことを再認識する．

二次トリアージとは，適切な患者を適切な時間に適切な場所に搬送できるようにするためのトリアージを指す．救命率・予後を考慮し，搬送の優先順位，現場治療の優先順位，搬送先医療機関を決定する．このため，医師と同じ重症感を共有できる指標になるような客観的スケール，例えば，RTS（revised trauma score）などをうまく活用することも一助である（図4）．ただし，RTSを利用する場合には，同じ点数の際に誰を優先して治療するかあるいは搬送するかの決定は困難であることも理解しておく必要がある．

●治療

看護師としても治療に関して考慮すべき重要な病態（図5）についての基礎的知識が望まれる．特に，クラッシュ症候群は，バイタルサインが初期には安定しており，軽症として扱われる可能性

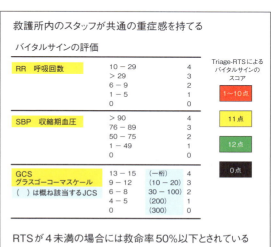

図4 RTSに基づくトリアージ

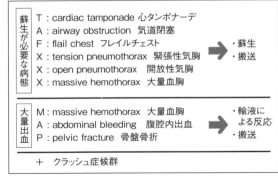

図5　Primary survey：考慮すべき重要な病態

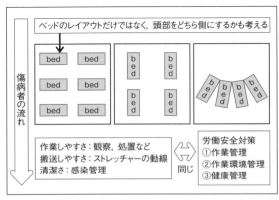

図6　ベッドのレイアウト

が高く，このような軽症患者の重篤化を見逃してはいけない．

●救護所のレイアウト

　TTT（triage：トリアージ，treatment：応急処置，transportation：後方搬送）を円滑に行うために，環境整備という観点から，救護所のベッドレイアウトを考えることも看護師の仕事の1つである（図6）．

　①入口・出口整備，②救護所の配置，③ベッドコントロール，④医薬品・資器材の管理，⑤トリアージ・タグ記入，⑥患者情報の整理，⑦搬送パッケージなど，自助努力で可能な項目の他に，異種・他業種との連携，看護師が行える処置の拡大を考えながらベッドや資器材のレイアウトなどの作業環境管理を考えることが望まれる．

④ 災害看護における日常からの対応

　実践可能な準備として以下の6項目が考えられる．
　①日頃から災害時の状況をイメージしておく
　②傷病者の緊急度・重症度の評価ができるようになる
　②生理学的異常所見を理解し，蘇生処置・技術を習得する
　③緊急処置が必要な病態を理解し，処置・技術を習得する
　④患者所見のみならず，装備などの見落としの確認をする
　⑤使用資器材の定期点検・整備，安全かつ正確な使用法を熟知する
　⑥情報収集能力を高める（例：大きな列車事故では，家族からの話で初めて傷病者の存在がわかることもある）

●災害時用資器材の把握

　平常時からの備えはもっと具体的・実践的に準備しておくことが迅速な対応につながる．例えば，酸素は貴重品である．酸素投与の適応を考えるとともに，酸素の量も把握しておくことが必要である．日本薬局方によれば，3.7L酸素ボンベは，$0.5m^3$，14.7MPaであり，5L/分で使用すると100分＝1時40分しか持たない．

　装備の薬品に関しては対応可能な疾患の種類や，量，各種資器材に関しては，充電時間と駆動時間など，さらに自身の応急手当キットなども平常時からの維持管理をしておく他，現場では資器材の節約のためにもImprovisationの感覚が必要とされる．

⑤ 個々の看護師に求められるもの

　災害医療の特殊性，特に，1対多数診療，限られた医療資源下での活動を理解し，現場でできる活動範囲を守ることに集約される．また，安定化治療の支援と小児・老人への精神的支援などに対して災害現場でどれだけ自主性・主体性を持った

活動を行うことができるかを常に考えるべきである．そこで求められる自主性とは，混乱した中で，指示を待ってから活動するのではなく，治療の優先順位・手順を考え，自分たちの人員配置，資源をどう有効に使用していくかを考えながら行動することである．これが日本看護協会のいう看護師の独自性に当てはまるものと推測される．

> **まとめ**
>
> 現場救護所での看護師の役割は，①安全の確認，②応急手当，③救急処置，④救護所の物心両面の環境整備，⑤精神的配慮（被災者＋救護者）である．

Column

● 災害情報の要件

防災情報の正誤を考える上で，時間，場所，規模の3要素は重要な基準である．災害対応情報では迅速性と正確性の両方が求められる．高い精度を要求すれば精査・確認のため時間を要し，発表・通報が遅れるし，迅速性を優先すれば，精査・確認が不十分になり，情報の精度が下がる．したがって，実効性を考えれば正確性を考慮しつつも速報性を優先させ，ついでに確定情報で修正・補完をすることが最善であると考えられている．しかしながら，この実際的な行動を妨げているのは非常時における現実を無視した『無謬性（間違いのない事）』を追求する社会的風習であり，『無謬性』を煽り立てる無責任な評論家，マスメディアに反省を求める人達もいる．同様に輻輳する個別情報を速報すべきなのか，比較的精査し矛盾のない統合性を確保してから情報を伝えるべきか，二者択一の際には，緊急性を要する情報は個別情報であることを明示して速報すべきといわれている（図）．

	未発生	→	発生
発表	誤（空振り）	増分	正（発生）
未発表	正（未発生）		誤（見逃し）

異常な現象が発生しても直ちに被害が発生するわけではないので，被害の有無で評価すると空振り感が高くなる

時間的単位
● 避難という対応行動を住民に取らせるためには，2時間前に避難勧告・指示を発令できる防災情報が必要
（例：緊急地震情報の秒単位，津波の分単位）
● 事前の防災情報に関しては，提供のタイミングが重要
（例：活断層の長期評価では今後30年での発生率が公表される）

範囲を広げた方が安全性，確実性は高くなるが，あまりに広い範囲であると社会的コストが高くなり，情報の信頼性も低下してしまう
⇒ 市町村単位が現実的．ただし，ハザードマップは50m程度のメッシュで提供されており，事前のハザード情報については，より詳細な空間的単位が望ましい（現状では耐震化などの防災活動に結びつかないが）

規模は社会的には異常現象の有無よりも被害の有無で情報の正誤は評価される．さらに，同じ規模でも，立地や個々人の対応能力，置かれた立場でも被害も対応も異なる．

多様な要求に答える解決方策がレベル化

図　災害情報の要件

（田中　淳：災害情報の要件．災害情報論入門．弘文堂，東京，pp52-58, 2008 より引用して改変）

4 災害時の救急隊・救急救命士の役割

目標
災害現場，救護所における救急隊員・救急救命士の役割を考える

① 災害現場での活動体制（図）

現場指揮本部，救急指揮所，トリアージ場所，救護所の設置を，救出・救助，トリアージ，応急手当，搬送が円滑に流れるよう設置する．

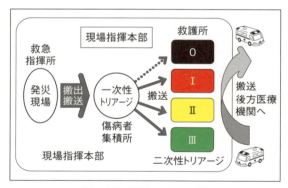

図　災害現場のイメージ

② 災害時の救急隊員の役割

以下に示す通常の救急業務を災害に応用する融通性が望まれる．
①安全確認
- 周囲の危険を察知する．嗅覚も大切
- 危険物との間に遮蔽物を置く
- 専門家との連絡を取る
- 防弾チョッキや個人防護服（PPE）の着用

②傷病者の救出
- 原因，傷病者数，武器創であれば武器の種類，転落であれば何メートルの転落かを把握する
- スタンダードプレコーション
- 応援要請
- 意識のある傷病者には以下の手順で対応する
  自己紹介→初期評価→バイタルサインのチェック→全身状態→出血などの外傷→評価→病歴の聴取

③処置
- メディカルコントロール，あるいはプロトコルに基づいた観察処置

④搬送
- 搬送中も継続観察と処置
- 病着時の申し送り（症状，状態，行った処置，事故・患者の情報）
- 報告書の作成（症状，状態，病着前のケア）

③ 災害時の救急救命士の役割

◉現場全体を通じて
①二次災害発生危険の有無の確認・報告（救助隊とともに）
②傷病者数・災害規模の確認・報告
③「消防警戒区域」の設定（野次馬の排除を含めた現場のコントロール）
④医療チームの安全管理
⑤消防機関─医療チーム間の連携サポート
⑥消防機関内での医学的見地からのサポート

◉発災現場
①傷病者のトリアージ
- 重症度，緊急度の判断（主としてSTART法

を使用する）
- 救出，搬送（搬出）のトリアージ（救助隊と共に）
②傷病者を救出救助する救助隊のサポートを行う（傷病者側に立った視点からのサポート）
③傷病者の継続評価を行う
④現場医師要請の判断
⑤現場内での救助隊―医療チーム間の連携サポート
⑥指揮隊―現場活動隊間の連携サポート
⑦多数傷病者発生現場ではかなりの冷静さが求められる

● トリアージポスト
①救急救命士はトリアージポストにてトリアージ実施者およびトリアージ・タグ扱い者となる可能性が高い（医療チームのマンパワーによる）
② START 法による速やかなトリアージ
③適切なタグの扱い
消防職員が「黒タグ」を付ける行為の意味は，「死亡」ではなく，状況に応じ，重症もしくは中等症の後に治療・搬送すべき待機群である．

● 救護所
【赤テント】
①医療チームが不在であれば，持ち合わせるすべての知識，知恵，技術を持って，傷病者ケアにあたる（医療行為には制限あり）
②医師の指示に従い傷病者ケアにあたる（処置の介助など）
③看護師と共にテント内環境整備，資器材管理に努める
④トリアージ・タグの完成に努める
⑤搬送班（隊）―医療チーム間の連携サポート

【黄・緑テント】
①傷病者の継続評価を行う（再トリアージを繰り返す）
②行いうる処置を実施（シーネ固定，ガーゼ被覆など）
③テント内環境整備，資器材管理に努める
④トリアージ・タグの完成に努める（緑テントでは傷病者へも協力依頼）
⑤軽症者の重症化を見逃さない

【黒テント】
①再トリアージの実施
②安全やプライバシーの確保

> **まとめ**
> 通常業務の延長上と単純に考えるのではなく，救急医療と災害医療の基本概念の相違を理解し，自分たちの知識・技術を如何に活かしていくのかを学ぶ．

5 災害時の薬剤師の役割

目的

災害時の薬剤師の役割を知り，医療活動を円滑に進める補助を行う

① 災害時に薬剤師は必要か

「災害時に薬剤師は必要か」の問いに関しては，当然のごとく，「必要である」という返答が返って来る．それでは，災害現場に薬剤師は必要であろうか．薬剤師は，平常時に診療の現場にはいないし，救命処置に際しても，一般市民と同じ程度のことまでしか許容されていない．薬剤師は，災害現場ではその専門知識や技術を生かす活動はできず，現状では，ロジスティックスとして活動するしかないと考えられる．

例えば東日本大震災では，津波被害が主だったため，新たな傷病者の発生が少なかった一方，医療システムや施設などの崩壊により，従来からその地域に住んでいた患者が医療難民化したという特徴があった．このような災害では薬剤師の活躍が期待される（図1）．

● SPD 研究会：災害時における医療材料の供給などに関する提言

東日本大震災は過去の阪神・淡路，中越地震などの経験や阪神・淡路を機に作成された災害マニュアルなどでは対応できない基本的な違いが指摘されている．外傷患者のみならず，慢性病患者などへの医療材料・医薬品・衛生材料などの供給をどのように行うかが今後の検討課題である．

② 災害時の薬剤師の役割

薬剤師は，現場における医療不在よりも，救護所以降に活動の主体があると考えられ，その役割はあくまで薬剤師の専門知識と技術を提供することである．

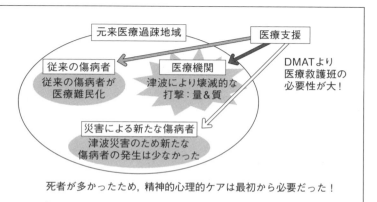

図1　東日本大震災時の医療支援図

5 災害時の薬剤師の役割

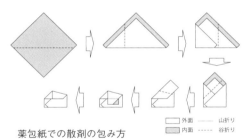
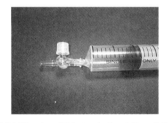

●器具や容器の代用品例

薬包紙での散剤の包み方　　□外面　━ 山折り　■内面　┈ 谷折り

水剤容器のない場合の、シリンジと三方活栓

●シロップ剤などを入れる水剤瓶の活用
　目盛は、完全な正確性を求めることはできないが、ある程度の計量には使用できるので便利。
　他にも、横に半分に切って軟膏容器にし、ふたはサランラップで代用できる。

図2　器具や容器のない状況下の調剤
(ミドリの薬局　山口　勉氏提供)

●秤は？
⇒身近にあるもので代用品を作る

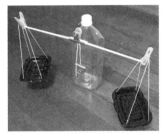

ペットボトル、割りばし、クリップ、弁当のプラスチックトレイを利用して「はかり」を作る。

●分銅は？　⇒支援にも必須の小銭で対応できる

各硬貨の重さ

金種	1枚の重さ（g）
1円硬貨	1
5円硬貨	3.75
10円硬貨	4.5
50円硬貨	4
100円硬貨	4.8
500円硬貨	7

50gまで、1g単位で軽量する際に必要な硬貨と、その枚数にはいろんなパターンがある。
1枚1gの1円硬貨が沢山集まれば何とかなる。

代用例

金種	必要枚数
1円硬貨	3
5円硬貨	0
10円硬貨	4
50円硬貨	1
100円硬貨	5
500円硬貨	1

⇒ この枚数では56gまで計量可
5円硬貨は4枚で15gであるが、財布に入っていない可能性も。
100円硬貨が5枚というのは、1人の財布では難しくても、複数の人数がいれば、現実的で簡単に集まる枚数。

図3　秤の代用品
平時、薬局では電子天秤や分包機など電気を使うが、災害時には電気やその機器自体がない可能性がある。
(ミドリの薬局　山口　勉氏提供)

●救援物資の仕分け
　種種雑多に送られてくる支援物資の中から薬剤関係をさがし出し、処方に対応する必要がある。薬剤の中には、冷所保存、暗所保存が必要なものもある。

●調剤
　調剤するには薬剤の整理整頓、配置や棚番表の作成を行い、人員交代にも耐えられる環境にしておく。また、器具や容器がない、暗い、秤がないなどの状況下では、代用品（Improvisation）を考案することが求められる（図2, 3）。

●医師への情報提供
　救護所に届けられる支援薬剤は、先発医薬品、ジェネリックなどが混在している。見た目だけで

表 代替え薬品例

```
ユリノーム錠 50mg
キランガ錠 50mg
トレビアノーム錠 50mg
ウロリープ錠 50mg          } 実は全部同じ
ガウトマロン錠 50mg
ブロマノーム錠 50mg
ベンズマロン錠 50mg
ベンズブロマロン錠 50mg「日医工」
```

（ミドリの薬局　山口　勉氏提供）

はなく用量用法も異なるので，薬剤師がいなければ診療が困難な場合もある．医師の使用したい代替え薬品の紹介も重要な仕事である（表）．

●傷病者などへの説明

ジェネリックや代替え薬品の説明をしないと，災害に見舞われストレスに苛まれた傷病者にさらなる不安や心配をかけることになる．お薬手帳，薬袋，医薬品情報提供書，併用薬チェックなども薬剤師の業務である．

●サプライチェーン断続への対応

薬剤の在庫状況だけではなく，生産状況，流通状態，人材を確認し，サプライチェーンの確保に努める．

●公衆衛生

東日本大震災ではハエの大発生に対し，薬剤師が殺虫剤散布や，ハエ取りペットボトルなどで駆除した報告がある．

まとめ

災害時，薬剤師は災害現場ではその知識技術は十分活かせない．災害現場より後方施設，超急性期より後の時期から，診療の補助，健康管理に貢献できる．医薬品の情報や確保，管理に薬剤師は有用であり，被災地へのチーム編成の際，薬剤師の帯同を積極的に進めるべきである．

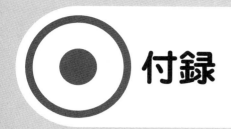

付録

災害関連法規

参考文献

索引

災害関連法規

●関連法規

法規としては，以下のものがあり，特に災害対策基本法は昭和の3大台風（1959年伊勢湾台風，1934年室戸台風，1945年枕崎台風）の1つである伊勢湾台風（死者：5,098名，負傷者39,000名）を教訓として成立している．

①災害救助法（1947年10月18日）
②災害対策基本法（1961年11月15日）
③大規模地震対策特別措置法（1978年6月15日）
④地震対策特別措置法（1995年6月16日）
⑤原子力災害対策特別措置法（1999年12月17日）
⑥東京都震災対策条例（2000年12月22日）
⑦大規模災害復興法（2013年6月17日）

上記7つは事前に復興の手順を定めたもので，「大規模災害発生時に国の復興対策本部を設け基本方針を策定」「被災自治体は市街地開発や集団移転などの復興計画を作成」「自治体が管理する道路などの復旧を国や都道府県が代行できる」がポイントである．

⑧改正災害対策基本法（2013年6月17日）

復旧対策を盛り込み，ポイントは避難に支援が必要な災害弱者の名簿作成を市町村に義務付け，あらかじめ消防機関などに提供し，避難先の確保，災害物資の買い占めを防止する．

●災害対策基本法：昭和36年法律第223号（第8条施策における防災上の配慮など）

【第8条-2】

国及び地方公共団体は，災害の発生を予防し，又は災害の拡大を防止するため，特に次に掲げる事項の実施に努めなければならない．

1. 災害及び災害の防止に関する科学的研究とその成果の実現に関する事項
2. 治山，治水，その他の国土の保全に関する事項
3. 建物の不燃堅牢化その他都市の防災構造の改善に関する事項
4. 交通，情報通信等の都市機能の集積に対応する防災対策に関する事項
5. 防災上必要な気象（中略）の業務に関する施設及び組織並びに防災上必要な通信に関する施設及び組織の整備に関する事項
6. 災害の予報及び警報の改善に関する事項
7. 地震予知情報を周知させるための方法の改善に関する事項
8. 気象観測網の充実についての国際的協力に関する事項
9. 台風に対する人為的調節その他防災上必要な研究，観測及び情報交換についての国際的協力に関する事項
10. 火山現象等による長期的災害に対する対策に関する事項
11. 水防，消防，救助その他災害応急措置に関する施設及び組織の整備に関する事項
12. 地方公共団体の相互応援（中略）に関する協定の締結に関する事項
13. 自主防災組織の育成，ボランティアによる防災活動の環境の整備，（中略）その他国民の自発的な防災活動の促進に関する事項
14. 被災者の心身の健康の確保，居住の場所の確保，その他被災者の保護に関する事項
15. 高齢者，障害者，乳幼児その他の特に配慮を要する者に対する防災上必要な措置に関する事項
16. 海外からの防災に関する支援の受入れに関する事項
17. 被災者に対する的確な情報提供及び被災者からの相談に関する事項
18. 防災上必要な教育及び訓練に関する事項
19. 防災思想の普及に関する事項

●防災計画（災害対策基本法）

災害対策基本法により，災害対応は市町村単位が基本である．また，警察組織とは異なり消防は市町村単位の設置のため，一般的には災害対応は警察より消防がなじむ．

①防災基本計画

中央防災会議が作成する防災に関する基本的な計画をいう.
②防災業務計画
　指定行政機関の長または指定公共機関が防災基本計画に基づき，その所掌事務または業務について作成する防災に関する計画をいう.
③地域防災計画
　一定地域に係る防災に関する計画で，次に掲げるものをいう.
- 都道府県地域防災計画
- 市町村地域防災計画
- 都道府県相互間地域防災計画
- 市町村相互間地域防災計画

●災害医療体制の構築（地域防災計画より）
　防災に関する調整組織は，平常時には，
　①中央防災会議
　②地方（都道府県防災会議・市町村防災会議）
があり，非平常時には，
　①災害対策本部（都道府県・市町村）
　②非常災害対策本部（国務大臣が本部長）
　③緊急災害対策本部（総理大臣が本部長）
がある．阪神・淡路大震災では非常災害対策本部，東日本大震災では緊急対策本部が設置された.

　地方においては，地域防災計画に基づく災害医療体制の構築は，行政が中心的な役割を担い，関係部位との連携を平常時から締結することが重要である（図）.

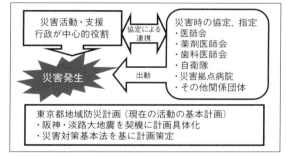

図　東京都の災害医療体制の構築（地域防災計画）

付　録

参考文献

● 日本語文献

1) 有賀 徹：「災害時の適切な Triage 実施に関する研究」平成 13 年度総括研究報告書．2001
2) 池田知純：もぐりのドクターの潜水医学入門．空気塞栓症．(http://www004.upp.so-net.ne.jp/diving/mihon2-7.htm)
3) 井上芳保：健康不安と過剰医療の時代；医療化社会の正体を問う．長崎出版，東京，2012
4) 大上八潮，他：災害時のフラッシュバルブメモリ：福岡顕西方沖地震の例．防災の心理学；本当の安心とは何か．東信堂，東京，pp135-153, 2009
5) 貝原俊民：第四章防災と減災；防災文化．大地からの警告．ぎょうせい，東京，pp66-78, 2005
6) 岐阜県精神保健福祉センター：災害時のこころのケア．2011 (http://www.pref.gifu.lg.jp/kenko-fukushi/kenko-iryo/kenkikan-kenko-iryo/seishinhoken-fukushi/support-koho.data/mentalcare.pdf)
7) 佐々木勝：DMAT の現場派遣；必要な装備と派遣・運用の実際．災害医療―医療チーム・各組織の役割と連携．へるす出版，東京，pp170-186, 2009
8) 佐々木勝：DMAT の現場派遣―必要な装備と派遣・運用の実際．救急医学，32：221-225, 2008
9) 佐々木勝：トリアージ．医療従事者のための災害対応アプローチガイド．新興医学出版社，東京，pp49-55, 2010
10) 佐々木勝：差異が発生時の集中治療室の役割．ICU と CCU 37 (3)：183-190, 2013
11) 佐々木勝：災害のサイクル．医療従事者のための災害対応アプローチガイド．新興医学出版社，東京，pp11-13, 2010
12) 佐々木勝：災害発生時の集中治療室の役割．ICU と CCU 37 (3)：183-190, 2013
13) 佐々木勝：災害時の BCP (事業継続計画)．プレホスピタル・ケア 26 (1)：60-69, 2013
14) 佐々木勝：東京 DMAT．石原 晋，他 編：プレホスピタル MOOK4；多数傷病者対応．永井書店，大阪，pp225-236, 2007
15) 佐々木勝：病院の災害時の BCP (business continuity plan)．Modern Physician 32 (5)：641-653, 2012
16) 佐々木勝，他：Optic nerve sheath (ONSD) の応用について．救急医学 35 (8)：979-985, 2011
17) 佐々木勝，他：東京 DMAT (Disaster Medical Assistance Team) の設立．日本集団災害医学会雑誌 9 (3)：299-303, 2005
18) 首藤由紀：災害時の情報伝達と意思決定．防災の心理学；本当の安心とは何か．東信堂，東京，pp19-45, 2009
19) 菅原 誠：災害ストレスを乗り越えるには．災害列島に生きる．平凡社 東京 2011：123-179
20) 総務省消防庁：災害時における消防と医療の連携に関する検討会報告書 (中間とりまとめ)．2007
21) 竹村和久：リスク認知．リスクの社会心理学．有斐閣，東京，pp3-48, 2012
22) 田中 淳：災害情報の要件．災害情報論入門．弘文堂，東京，pp52-58, 2008
23) 田中伯知：災害と自衛隊．芦書房，東京，1998
24) 玉井文洋，他 監修：圧挫症候群．主要所見から学ぶ救急現場のケススタディ．東京法令出版，東京，pp58-59, 2006
25) 玉井文洋，他 監修：下腿部打撲・腫脹．主要所見から学ぶ救急現場のケススタディ．東京法令出版，東京，pp44-45, 2006
26) 玉井文洋，他 監修：外傷性窒息．主要所見から学ぶ救急現場のケススタディ．東京法令出版，東京，pp44-45, 2006
27) トリアージ研修会テキスト改訂委員 編：災害時医療救護活動とトリアージ．東京都健康局 医療政策部救急災害医療課，2003
28) 中村 明：日本語語感の辞典．岩波書店，東京，p304, 2010
29) 西田宗千佳，他：災害時ケータイ＆ネット活用 BOOK．朝日出版，東京，pp8-9, 2011
30) 西成活裕：渋滞学．新潮社，東京，2006
31) 二宮洸三：災害と情報．防災・災害対応の本質がわかる本．オーム社，東京，pp87-104, 2011
32) 仁平義明：安全と安心の関係．防災の心理学；本当の安心とは何か．東信堂，東京，pp3-18, 2009
33) 日本看護協会：災害看護 (http://www.nurse.or.jp/nursing/practice/saigai/index.html)
34) 広瀬弘忠：古い「災害観」からの脱却を目指して．人はなぜ逃げおくれるのか―災害の心理学．集英社，東京，pp11-24, 2004
35) 平成 7 年厚生科学研究費補助金健康政策調査研究事業：外因患者の実態．阪神・淡路大震災に係る初期救

急医療実態調査班研究報告書.pp27-37, 1996
36) 平成7年厚生科学研究費補助金健康政策調査研究事業：患者の概要．阪神・淡路大震災に係る初期救急医療実態調査班研究報告書．pp17-26, 1996
37) 平成7年厚生科学研究費補助金健康政策調査研究事業：疾病患者の実態．阪神・淡路大震災に係る初期救急医療実態調査研究所．p38-61, 1996
38) 松井 豊：救援者の心のケア．災害社会学入門．弘文堂，東京，pp92-98, 2009
39) 矢守克也，他編：減災コミュニケーション．防災・減災の人間科学．新曜社，東京，pp91-96, 2011
40) 矢守克也，他編：伝える／伝わる．防災・減災の人間科学．新曜社，東京，pp81-85, 2011
41) 矢守克也，他編：心のケア．防災・減災の人間科学．新曜社，東京，pp126-131, 2011
42) 吉永和正，他：震災後の医療需要の変化と医療支援．大震災における救急災害医療．ヘルス出版，東京，pp42-53, 1996
43) NPO法人航空医療研究所：ヘリポートの設置基準．エアロファシリティー（http://www.heliport.jp/byouin/index.html）

●英語文献

1) American Medical Association : Chapter1 : All-Hazard Course Overview and DISASTER Paradigm. Basic Disaster Life Support Provider Manual ver5, USA, 1-1-1-27, 2004
2) American Medical Association: Chapter1: Natural and Accidental Man-Made Disasters. Basic Disaster Life Support Provider Manual ver5, USA, 2-1-2-33, 2004
3) American Medical Association: Chapter2: Natural and accidental man-made disasters. Basic Disaster Life Support Provider Manual ver5, USA, 2-1-2-23-272, 2004
4) American Medical Association: Chapter3: Traumatic and Explosive Events. Basic Disaster Life Support. Provider Manual ver5, USA, 3-1-3-25, 2004
5) American Medical Association: Chapter 7: Psychosocial Aspects of Terrorism and disaster. Basic Disaster Life Support. USA, 7-1-7-20, 2004
6) AMERICAN MEDICAL RESPONSE OF MASSACHUSETTS : American Medical Response Waltham EMS Mass Casualty Incident Procedure Manual（http://www.city.waltham.ma.us/lepcweb/plan/07/7_9_2AMRMCI.htm）
7) Ammirati C : Medicalmanagement of crowd gathering : Risk analysis and management principles. Handbook of Disaster Medicine. Van Der Wees, Amsterdam, pp347-358, 2000
8) Andrew IB : Role of Emergency Medicine in Disaster Management. Disaster Medicine. Lippincott Williams & Wilkins, Philadelphia, pp26-33, 2006
9) Australian Emergency Manuals Series: Manual2 Safe and Healthy Mass Gatherings: Chapter6; Medical Care. pp38-43（http://www.health.sa.gov.au/pehs/publications/ema-mass-gatherings-manual.pdf）
10) Badiali S : Pre-hospital care. Handbook of Disaster Medicine. Van Der Wees, Amsterdam, pp289-309, 2000
11) Barbisch D, et al. : Surge Capacity. Koenig and Schultz's disaster Medicine. Cambridge University Press, Cambridge, pp33-50, 2010
12) Beare NA, et al. : Detection of raised intracranial pressure by ultrasound measurement of optic nerve sheath diameter in African children. Trop Med Int Health 13（11）: 1400-1404, 2008
13) Benson M, et al. : Disaster triage: START, then SAVE-a new method of dynamic triage for victims of a catastrophic earthquake. Prehospital and Disaster Medicine 11（2）: 117-124, 1996
14) Bern AI : Role of Emergency Medicine in Disaster Management. Disaster Medicine. Mosby, Philadelphia, pp26-33, 2006
15) Bledosoe B : EMS #6: Air medical helicopters save lives and are cost-effective. 2003（http://www.emsworld.com/article/article.jsp?id=2029&siteSection=1）
16) Boer JD : Definition, classification and scoring of disasters. Handbook of Disaster Medicine. Van Der Wees, Amsterdam, pp227-238, 2000
17) Briggs SM, et al: Evacuation. Advanced Disaster Medical Response Manual for Provider. Harvard Medical International, Boston, 15-26, 2003
18) Briggs SM, et al. : Extremity Injuries. Advanced Disaster Medical Response Manual for Providers. Harvard Medical International, Boston, pp103-111, 2003
19) Briggs SM, et al. : Incident Command System. Advanced Disaster Medical Response Manual for Providers. Harvard Medical International, Boston, pp3-5, 2003

20) Bryan E, et al. : Medical Helicopter Accidents in the United State: A 10-Year Review. Journal of Trauma 56 (6) : 1325-1329, 2004
21) Buma AH, et al. : Triage. Ballistic Trauma. Springer, Philadelphia, pp527-534, 2004
22) Burkle FM, et al. : Aeromedical Triage Support to Mass-Casualty Events. Aeromedical Evacuation. Springer, New York, pp60-74, 2003
23) Burnett WT : Lifts and Carries. Tactical Emergency Medicine. Lippincott Williams & Wilkins, Philadelphia, pp143-152, 2008
24) Casani JAP, et al. : Surge Capacity. Disaster Medicine. Mosby, Philadelphia, pp193-202, 2006
25) CDC: Emergency Wound Care After a Natural Disaster (http://www.bt.cdc.gov/disasters/woundcare.asp)
26) CDC: Emergency Wound Management for Healthcare Professionals (http://www.bt.cdc.gov/disasters/emergwoundhcp.asp)
27) Chappell VL, et al. : Impact of discontinuing a hospital-based air ambulance service on trauma patient outcomes. J Trauma 2 (3) : 486-491, 2002
28) Christen H, et al. : Communications. The EMS Incident Management System. Brady, New Jersey, pp75-89, 1998
29) Christen H, et al. : EMS Logistics. The EMS Incident Management System. Brady, New Jersey, pp62-74, 1998
30) Christen H, et al. : EMS Operation. The EMS Incident Management System. Brady, New Jersey, pp44-61, 1998
31) Christen H, et al. : the Basics of Incident Management Systems. The EMS Incident Management System. Brady, New Jersey, pp1-15, 1998
32) Ciancamerla G : Triage. Handbook of Disaster Medicine. Van Der Wees, Amsterdam, pp323-335, 2000
33) Ciottone G : Urban Search and Rescue. Disaster Medicine. Mosby, Philadelphia, pp269-273, 2006
34) Ciottone GR : Introduction to Disaster Medicine. Disaster Medicine. Mosby, Philadelphia, pp3-6, 2006
35) City-wide Disaster Planning Using The Incident Command System. Presented by Dan BrunnerDirector of Disaster Preparedness
36) Cooper DC : Safety in SAR Environments. Fundamentals of Search and Rescue. Jones and Bartlett publishers, Boston, pp104-127, 2005
37) Cooper DC : Survival and Improvisation. Fundamentals of Search and Rescue. Jones and Bartlett publishers, Boston, pp56-85, 2005
38) Cooper DC : the SAR "Ready Pack" and Personal Equipment. Fundamentals of Search and Rescue. Jones and Bartlett publishers, Boston, pp128-143, 2005
39) Cooper DC: SAR Clothing. Fundamentals of Search and Rescue. Jones and Bartlett publishers, Boston, pp56-85, 2005
40) Coppola DP : Definitions. Introduction to International Disaster Management. Elsevier, Oxford, pp24-29, 2007
41) Coppola DP : Response. Introduction to international disaster management. Elsevier, Oxford, pp251-298, 2007
42) Coppola DP : Risk and Vulnerability. Introduction to International Disaster Management. Elsevier, Oxford, pp113-173, 2007
43) Cox E, et al. : Disaster Nursing-New Frontiers for Critical Care. Critical Care Nurse 24 (3) : 16-22, 2004
44) David EH, et al. : Basic physics of disaster. Disaster Medicine. Lippincott Williams & Wilkins, Philadelphia, pp3-9, 2002
45) Deschamp C : Benefits of an Air Medical Program. Introduction to Air Medicine Brady, New Jersey, pp227-234, 2006
46) Dire DJ, et al. : conventional terrorist bombings. Disaster Medicine. Lippincott Williams & Wilkins, Philadelphia, pp301-316, 2002
47) DMAT San Diego CA-4 : What is DMAT? (http://www.dmatca4.org/pages/dmat.html)
48) Driscoll P, et al. : Initial assessment and management. ABC of major trauma. BMJ, London, pp1-11, 2000
49) Earthquak Engineering Research Institute : Proceedings CD-ROM : 100th Anniversary Earthquake Conference Commemorating the 1906 SanFrancisco Earthquake. 2006
50) Eckstein M, et al. : Helicopter transport of pediatric trauma patients in an urban emergency medical services system: A critical analysis. J Trauma 5 : 340-344, 2002
51) FEMA US&R RESPONSE SYSTEM : TASK

FORCE MEDICAL TEAM TRAINING MANUAL. (http://www.fema.gov/pdf/emergency/usr/unit8.pdf)
52) FEMA: US & R Medical Problems. A Crush syndrome. (http://www.fema.gov/pdf/emergency/usr/unit4.pdf)
53) Freedman J : Saving Lives. Careers in the Emergency Medical Response Teams' Search and Rescue Units. The Rosen Publishing Group, New York, pp25-34, 2003
54) Furberg RD, et al. : The Role of Emergency Medical services (EMS) in Disaster. Disaster Medicine. Mosby, Philadelphia, pp20-25, 2006
55) Garigan MAJT: Aeromedical Evacuation. (http://www.usafp.org/op_med/fldmedopns/airevac.htm)
56) Geeraets T, et al. : Non-invasive assessment of intracranial pressure using ocular sonography in neurocritical care patients. Intensive Care Med 34 (11) : 2062-2067, 2008
57) Goodman CG, et al. : Urban Search and rescue. Disaster Medicine. Lippincott Williams & Wilkins, Phiadelphia, pp72-85, 2007
58) Grant WD, et al. : Mass-gathering medical care: retrospective analysis of patient presentations over five years at amulti-day mass gathering. Prehosp Disaster Med 25 (2) : 183-187, 2010
59) Greenberg MI, et al. : Introduction of Explosions and Blasts. Disaster Medicine. Mosby, Philadelphia, pp736-744, 2006
60) Guinaud J, et al. : Advanced medical post: Front medical collecting area or front triage area. Handbook of Disaster Medicine. Van DerWees, Amsterdam, pp311-321, 2000
61) Gupta R : Pre-hospital Care. Emergency Medical Service & Disaster management; A holistic Approach. Alpha Science International, UK, pp56-69, 2003
62) Haut ER, et al. : Evaluation and Acute Resuscitation of the Trauma Patient. Expedition & Wilderness Medicine. Cambridge University Press, Cambrigde, pp529-543, 2009
63) Hick JL, et al. : Personal Protective Equipment. Disaster Medicine. Mosby, Philadelphia, pp246-254, 2006
64) Hogan DE, et al. : Triage. Disaster Medicine Second Edition. Lippincott Williams & Wilkins, Philadelphia, pp10-15, 2002
65) Hogan DE, et al. : Triage. Disaster Medicine Second Edition. Lippincott Williams & Wilkins, Philadelphia, pp12-28, 2007
66) Holleran RE : Airway and ventilation management. Air & Surface patient Transport. Mosby, St. Louis, pp162-206, 2002
67) Holleran RE : Communications. Air & Surface patient Transport. Mosby, St. Louis, pp92-106, 2002
68) Holleran RE : Patient Assessment and Preparation for Transport. Air & Surface patient Transport. Mosby, St. Louis, pp127-161, 2002
69) Holleran RE : Transport Physiology. Air & Surface patient Transport. Mosby, St. Louis, pp41-66, 2002
70) Holleran RS : Disaster Management. Air & Surface Patient Transport ; Principle & Practice. Mosby, St Louis, pp80-91, 2003
71) Holleran RS : Safety and survival. Air & Surface Patient Transport-Principles & Practice. Mosby, St. Louis, pp107-126, 2002
72) Hund WW, et al. : Patient Staging for Aeromedical Evacuation. Aeromedical Evacuation. Springer, New York, pp75-87, 2003
73) James H, et al. : Logistics in Support of Disaster Relief. Author House, Bloomingtom, 2007
74) Jay L, et al. : Disaster Cycle. Transportation disaster response hand book. Academic Press, San Diego, pp27-32, 2002
75) Jenkins JJ, et al. : Mass-casualty triage: time for an evidence based approach. Prehospital and Disaster medicine 23 (1) : 3-8, 2008
76) Kahn CA, et al. : Triage. Koenig and Schultz's disaster Medicine. Cambridge University Press, Cambridge, pp174-194, 2010
77) Kingma M : International Council of nurses: Disaster Nursing. Prehospital and Disaster Medicine 23 : s4-s5, 2008
78) Koenig K, et al. : Disaster Nomenclature-A Functional Impact Approach: The PICE System. Acad Emerg Med 3 (7) : 723-727, 1996
79) Larry Collins : Five Stages of Collapse SAR. Technical rescue Operatins. Fire Engineering Bk Dept, Oklahoma, pp230-233, 2004
80) Le A, et al. : Bedside sonographic measurement of optic nerve sheath diameter as a predictor of intracranial pressure in children. Am Emerg Med

53（6）：785-791, 2009

81) LeBosquet Ⅲ TP, et al. : Medical Care in Remote Areas. Disaster Medicine. Mosby, Philadelphia, pp274-277, 2006

82) Lennquist S, et al. : transport of casualties. Medical responses to major incidents and disasters. Springer-Verlag. Berlin, pp53-61, 2012

83) Lennquist S: Surgery and traumatology: Surgical management of severely injured patients when resources are limited. Handbook of Disaster Medicine. Van DerWees, Amsterdam, pp3-42, 2000

84) Levinson J, et al. : Medical response. Transportation Disaster. Academic Press, San Diego, pp99-109, 2002

85) Levinston J, et al. : Damage to Building. Transportation disaster response. Academic Press, SanDiego, pp83-86, 2002

86) Levinston J, et al. : Disaster Cycle. Transportation disaster response. Academic Press, San Diego, pp27-32, 2002

87) Levinston J, et al. : Search and Rescue. Transportation disaster response. Academic Press, SanDiego, pp77-82, 2002

88) Levinston J, et al. : Warning and evacuation. Transportation disaster response. Academic Press, SanDiego, pp69-76, 2002

89) Lindsey J: New triage method considers available resources. JEMS 30（7）：92-94, 2005

90) Martin T : Clinical consideration in transport of the ill and injury. Aeromedical Transportation. Ashgate, England, pp143-161, 2005

91) Martin T : The Medical Flight Crew. Aeromedical Transportation A clinical Guide. Ashgate, Hampshire, pp97-107, 2006

92) Martin T, et al. : Indication for aeromedical transport. Aeromedical Transportation. Ashgate, England, pp131-142, 1996

93) Martin T, et al. : The biodynamics of flight. Aeromedical Transportation. Ashgate, England, pp55-62, 2005

94) Martin T, et al. : The medical flight crew. Aeromedical TransportatinAshgate, Burlington, pp98-108, 2005

95) Matsumoto H, et al. : Effectiveness of a "Doctor-Helicopter" system in Japan. IMAJ 8：8-11, 2006

96) McClay JP, et al. : Managing disasters in austere environment. Disaster Medicine Second Edition. Lippincott Williams & Wilkins, Philadelphia, pp173-183, 2007

97) Menckho FF : Medical Implications and Planninig for Riots and Mass gathering. Tavtivcal Emergency Medicine. Lippincott Williams & Wilkins, pp217-225, 2007

98) Menckhoff C, et al. : Mass Gathering Preparedness. Medical Response to Terrorism-Preparedness and clinical practice. Lippincott and Wilkins, Philadelphia, pp257-283, 2005

99) Miller K: START triage. Performance under operational conditions (http://www.integratedtrainingsummit.org/presentations/2009/main_training_summit/49_-_clinical_evaluation_of_disaster_patients_2a_-_triage_2b_-_evidence_based_diagnosis_-_miller.pdf)

100) Mills AM, et al. : Human Stampede. Diaster Medicine, Mosby, Philadelphia, pp850-852, 2006

101) Milsten AM : Managing Volunteers and Donations. Disaster Medicine. Mosby, Philadelphia, pp238-245, 2006

102) Molino LN : Common Components of Emergency Incident Management System. Emergency Incident Management System. Wiley-Interscience, New-Jersey, pp31-52, 2006

103) Molino LN : Major Functions of the Incident Management System. Emergency Incident Management System. Wiley-Interscience, New-Jersey, pp53-95, 2006

104) Molino LN : The Five "Cs" of Command. Emergency Incident Management Systems. Wiley-Interscience, New Jersey, pp15-23, 2006

105) Molino LN: Introduction and history of incident management systems. Emergency Incident Management System. Wiley-Interscience, New-Jersey, pp1-13, 2006

106) Molloy MS, et al. : Management of mass gathering. Disaster Medicin; comprehensive principles and practice. Cambridge Medicine, Cambridge, pp228-252, 2010

107) Moront ML, et al. : Helicopter transport of injured children: System effectiveness and triage criteria. J Pediatr Surg 31（8）：1183-1186, 1996

108) Navin M, et al. : A disaster doesn't have to be a disaster. http://www.emsworld.com/article/10323702/

a-disaster-doesnt-have-to-be-a-disaster

109) Northwest Center for Public Health Practice : Mass Gatherings : Are you Prepared? http://www.nwcphp.org/docs/mass_gatherings/mass_gathering_print_version.pdf

110) Olness K: Special Needs of Children in disasters（http://www.integratedtrainingsummit.org/presentations/ 2008/weekend_workshop/course_u_-_special_needs_of_children_in_disasters_-_olness_karen.pdf）

111) Partridge R: Explosions: Conventional. Disaster Medicine. Mosby, Philadelphia, pp745-748, 2006

112) Pattillo MM: Mass Casualty Disaster Nursing Course. Nurse Educator 28（6）: 271-275, 2003

113) Poncelet JL : A Civil Military Perspective. Health Preparedness and Planning for Disaster. MPH June 2002 PAHO, Washington DC（http://www.hhstrainingsummit.org/presentations/2008/weekend_workshop/course_u_-_special_needs_of_children_in_disasters.pdf, 2008）

114) Poncelet JL : A Civil Military Perspective. Health Preparedness and Planning for Disaster. MPH, PAHO, Washington DC, 2002

115) Posttraumatic Stress Disorder DSM-IV Diagnosis & Criteria（http://www.mental-health-today.com/ptsd/dsm.htm）

116) Public Health Incident Command System for Infectious Disease Emergencies. Erica Pan, MD, MPH Director, Bioterrorism & Infectious Disease Emergencies Unit San FrancisDepartment of Public Health

117) Rainbow Center for Global child health: Special Needs of Children in Disasters Triage and Children.（http://www.integratedtrainingsummit.org/presentations/ 2008/weekend_workshop/course_u_-_special_needs_of_children_in_disasters.pdf）

118) Reed AY : About Diasaster Nursing（http://www.ehow.com/about_4571887_disaster-nursing.html）

119) Reiser A : Triage. Disaster Medicine. Mosby, Philadelphia, pp283-290, 2006

120) Rule14 : Thereare few bad decisions worse than indecision. Disaster Rules. Wiley-Blackwell, West Sussex, p27, 2011

121) Schultz CH: Earthquakes. Disaster Medicine. LippincottWilliams & Willkins, Philadelphia, pp163-170, 2002

122) Shah S, et al. : Ultrasound techniques to measure the optic nerve sheath: is a specialized probe necessary? Med Sci Monit 15（5）: 63-68, 2009

123) Shatney CH, et al. : The utility of helicopter transport of trauma patients from the injury scene in an urban trauma system. J Trauma 53 : 817-822, 2002

124) Smith W : Mass gathering medicine.（http://www.preventionweb.net/files/11214_Massgatheringspresentation.pdf）

125) Smith WP, et al. : Development of a mass-gatahering medical resource matrix for a developing world scenario. Prehosp Disaster Med 25（6）: 547-552, 2010（http://pdm.medicine.wisc.edu/Volume_25/issue_6/smith.pdf）

126) Soldatos T, et al. : Optic nerve sonography: anew window for the non-invasive evaluation of intracranial pressure in brain injury. Emerg Med J 26（9）: 630-634, 2009

127) START Support Services : Simple Triage And Rapid Treatment（http://www.start-triage.com/）

128) Steven P : Medical Care of Mass Gathering. Disaster Medicine, Philadelphia, pp274-278, 2002

129) Stewart C : patient Tracking Systems in Disaster. Disaster Medicine. Mosby, Philadelphia, pp291-296, 2006

130) Tayal VS, et al. : Emergency Department Sonographic Measurement of Optic Nerve Sheath Diameter to Detect Findings of Increased Intracranial Pressure in Adult Head Injury patients. Annals of Emergency Medicine 49（4）: 508-514, 2007

131) Treatment : How much should be done?: Medical response to major incidents and disaster. Springer, Berlin, pp51-53, 2012

132) Voelckel W, et al. : Emergency drugs-what is essential, what is dispensable? Acta Anaesthesiol Scan 109（suppl）: 111-112, 1996

133) Wallace JR AG: National disaster medical system: Disaster medical assistance team. Disaster Medicine. Lippincott Williams & Wilkins, Philadelphia, pp133-142, 2002

134) Wallis L: START is not the best triage strategy. Br J Sports Med 36（6）: 473, 2002

135) Wallis LA, et al. : Comparison of paediatric major incident primary triage tools. Emerg Med J 23: 475-

136) Walz BJ: Disaster Triage.
137) Warfield C : The disaster management cycle. 2007（http://www.gdrc.org/uem/disasters/1-dm_cycle.html）
138) Warfield C : The disaster Management Cycle（http://www.gdrc.org/uem/disasters/1-dm_cycle.html）
139) Weiss EA : Backpacker Wilderness 911. Mountaineers Books, Seatle, 1998
140) Weiss EA, et al. : Improvisation in the Wilderness. Wilderness Medicine Fifth Edition, Mosby, Philadelphia, pp505-536, 2007
141) Wright SW, et al. : High fidelity medical stimulation in the difficult environment of a helicopter: feasibility, self-efficacy and cost. BMC Med Educ 6 : 49-57, 2006
142) Wynd CA : A Proposed Model for Military Disaster Nursing (http://wwww.medscape.com/viewarticle/546013)
143) Yahmed S, et al. : Emergency preparedness. Handbook of Disaster Medicine. Van Der Wees, Amsterdam, pp253-262, 2000
144) Yamamoto A : Education and Research on Disaster Nursing in japan. Prehospital and Disaster Medicine 23: s6-s7, 2008

索 引

日本語

●あ
アイスピック（トマホーク）挿管 …………… 76
アウトリーチ活動 …………………………… 132
亜急性期（8日目〜1ヵ月目）………………… 79
安心 …………………………………………… 12
安全 …………………………………………… 12
意思決定 ……………………………………… 11
一次的BI ……………………………… 100, 101
一次トリアージ法 …………………………… 46
居眠り羊飼い効果 …………………………… 43
医療提供施設（Medical Treatment Facilities：MTF）……………………………………… 118
医療ヘリコプターの問題点 ………………… 125
受入先（Patient Reception Area：PRA）…… 121
横紋筋融解 …………………………………… 95
横紋筋融解症 …………………………… 95, 97
狼少年効果 …………………………………… 43

●か
会衆 ………………………………………… 109
外傷機転 ……………………………………… 81
外傷性窒息 ……………………………… 16, 97
解剖学的トリアージ ………………………… 26, 58
各トリアージ法の感度と特異度 …………… 65
各トリアージ法の信頼性と有効性 ………… 65
感度 …………………………………………… 64
危機（risk）…………………………………… 10
救急医療 ……………………………………… 24
救急看護 …………………………………… 155
救出救助の優先順位 ………………………… 73
救出のため四肢切断 ………………………… 94
急性期（4〜7日目）…………………………… 79
急性ストレス障害（Acute Stress Disorder：ASD）…………………………………… 133
急性ストレス反応（Acute Stress Reaction：ASR）…………………………………… 134

局地型と広域型 …………………………… 149
緊急事務管理 ………………………………… 67
緊急避難 ……………………………………… 67
空気塞栓 …………………………………… 101
空気塞栓症 ………………………………… 104
クラッシュ症候群 ………………… 16, 81, 95
群集 …………………………………………… 15
群衆 …………………………………………… 15
群集雪崩 ……………………………… 16, 98, 107
警戒 ………………………………………… 132
計器飛行方式（IFR）……………………… 124
頸椎保護 ……………………………………… 84
減災 …………………………………………… 32
限定合理性 ……………………………… 16, 36
現場でどこまで加療するか ………………… 26
幻滅期 ……………………………………… 133
広域搬送トリアージ基準 ………………… 118
広域搬送の3原則 ………………………… 129
高気圧酸素療法 …………………………… 104
航空機搬送中の生理学 …………………… 127
航空機搬送の相対的禁忌事項と禁忌事項 …… 128
航空搬送（Aeromedical Evacuation：AE）…… 120
航空搬送ステージング施設（Aeromedical Staging Facilities：ASF）………………… 120
航空搬送の適応装備 ……………………… 123
ココナッツ・グローヴの事件 …………… 111
こころのケアの問題点 …………………… 136
こころのトリアージ ………………… 138, 139
個人のロジスティックス ………………… 146
固定翼機による搬送 ……………………… 124
鼓膜破裂 …………………………………… 101
コンパートメント症候群 ……………… 95, 97
コンファインド・スペース …………… 16, 69

●さ
災害（disaster）……………………………… 11
災害医学 ……………………………………… 13
災害医療 ……………………………………… 24

災害医療と救急医療のトリアージ ……………… 44
災害医療における PS と蘇生 …………………… 85
災害看護 …………………………………… 155, 156
災害救助現場における医療活動 ………………… 78
災害拠点病院の役割 ……………………………… 29
災害サイクル ………………………………… 17, 31
災害時の救急隊員の役割 ……………………… 160
災害時のこころのケア ………………………… 132
災害時の薬剤師の役割 ………………………… 162
災害情報の要件 ………………………………… 159
災害対応の目標 ………………………………… 31
災害の心理的影響 ……………………………… 133
災害の引越し（disaster relocation）………… 121
災害文化 ………………………………………… 14
再灌流症候群 …………………………………… 95
災難（calamity）……………………………… 13
サバイバーズ・ギルト ………………………… 134
惨事ストレス ……………………………… 17, 137
三次的 BI ……………………………………… 102
指揮 ……………………………………………… 39
指揮と統制 ……………………………………… 37
指揮命令系統 ……………………………… 25, 36
指揮・命令と統制 ……………………………… 37
事業継続計画（BCP）…………………………… 78
時系列的災害医療対応 ………………………… 78
時系列的災害対応 ………………………… 27, 148
四肢切断 ………………………………………… 75
出血性ショック ………………………………… 88
需要評価 ………………………………………… 40
将棋倒し ……………………………………… 109
状況評価 ………………………………………… 40
衝撃期 ………………………………………… 132
焦点化 …………………………………………… 10
小児のトリアージ ……………………………… 54
小児のトリアージ法 …………………………… 46
状報 ……………………………………………… 41
情報 ……………………………………………… 41
情報伝達 ………………………………………… 37
ショックパンツ（MAST — pants）…………… 96
心的外傷後ストレス障害（Post Traumatic Stress Disorder：PTSD）……………………… 133
人道主義的危機 ………………………………… 12

人道的救急（humanitarian emergencies）…… 68
信頼性と有効性 ………………………………… 65
スティグマ化 …………………………………… 132
ステージング ……………………………… 17, 120, 129
ステージングケアユニット …………………… 17, 129
脆弱性（vulnerability）………………………… 11
正常化の偏見 …………………………………… 42
生物的動力学 ……………………………… 17, 126
生理学的トリアージ ……………………… 26, 58
切断四肢重症度スコアリングシステム（Mangled Extremity Severity Score：MESS）……… 94
切迫した移民（forced migrant）……………… 13
切迫する D ……………………………………… 88
創感染のガイドライン ………………………… 93
喪失とトラウマ ………………………………… 134
即興医学（improvised medicine）…………… 84

●た
待機的救出 ………………………………… 17, 96
多数傷病者発生事故 …………………… 14, 17, 116
知恵・知識 ……………………………………… 37
超急性期（発災当日～3日目）…………… 17, 79
治療効果のトリアージ ………………………… 58
治療の複雑性 …………………………………… 80
低体温 …………………………………………… 73
適応期 ………………………………………… 133
撤収 ………………………………………… 18, 129
点・面・層の災害対応 ………………………… 28
東京 DMAT …………………………………… 153
東京 DMAT と日本 DMAT …………………… 149
東京 DMAT の3大目標 ……………………… 151
東京都が主催する大規模イベントにおける医療・救護計画ガイドライン ……………………… 113
統制 ……………………………………………… 39
特異度 …………………………………………… 64
トリアージ …………………………………… 15, 18, 44
トリアージ区分 ………………………………… 45
トリアージ・タグの原則 ……………………… 60
トリアージの信頼性・有効性 ………………… 64
トリアージの有効性 …………………………… 65

●な
難民（refugee） ……………………………… 13
二次救命措置（Secondary Survey : SS） …… 84
二次的 BI ……………………………………… 102
二次トリアージ法 …………………………… 46, 52

●は
爆風のメカニズム …………………………… 98
ハザード（hazard） ………………………… 10
破傷風 ………………………………………… 94
パニック ……………………………………… 109
パニック回避策 ……………………………… 111
ハネムーン …………………………………… 132
搬送傷病者の基準 …………………………… 124
搬送の目的 …………………………………… 116
非出血性ショック …………………………… 88
病院の 6 資源の確認 ………………………… 32
評価 …………………………………………… 25
ヒルズボロの悲劇 …………………………… 113, 114
複合災害 ……………………………………… 12
フラッシュバック …………………………… 133
フラッシュバルブメモリー（Flashbulb Memory : FBM） ……………………………………… 134
フレミング効果 ……………………………… 10
ヘイゼルの悲劇 ……………………………… 113, 114
ヘリコプターによる搬送 …………………… 124
ヘリポート …………………………………… 125
防災 …………………………………………… 32

●ま
マスギャザリング …………………………… 15, 18, 105
マスギャザリング医療（MGMC） ………… 106
マスギャザリングに対する医療資源モデル … 111
マスギャザリングの定義 …………………… 105
慢性期（1 ヵ月以降） ……………………… 80
ミオグロビン尿 ……………………………… 95
盲目的経鼻挿管 ……………………………… 76
モブ …………………………………………… 109

●や
野外での四肢切断の適応 …………………… 75
有視界飛行方式（VFR） …………………… 124

融通性 ………………………………………… 37
輸液に対する 3 つの反応 …………………… 86
善きサマリア人の法定理 …………………… 67
四次的 BI ……………………………………… 102

●ら
楽観バイアス ………………………………… 12
陸路搬送 ……………………………………… 126
リスク認知 …………………………………… 10
ロジスティックス …………………………… 15, 18, 142
ロジスティックスの概念 …………………… 142
ロジスティックスの業務：受入 …………… 143

英数字

●数字
1-2-3 of Safety ……………………………… 19, 25
3 点テーピング ……………………………… 87
4.2FTEs（full-time equivalent） …………… 35
4 のルール …………………………………… 19, 116
5C ……………………………………………… 37
5 番目のバイタルサイン …………………… 93

●A
ABC NEWS …………………………………… 117
Advanced Burn Life Support ……………… 83
Advanced Disaster Life Support …………… 83
Advanced Trauma Life Support …………… 83
AE のトリアージ区分 ……………………… 121
AMLC ………………………………………… 20, 84
ASD …………………………………………… 20, 134, 135
ASF/SCU/PRA の違い ……………………… 130
ASF/SCU/PRA の役割と課題 ……………… 129
ASR …………………………………………… 20, 134

●B
Baxt Criteria 変法 …………………………… 65
BI の損傷形態 ………………………………… 103
blast front …………………………………… 99
blast wave …………………………………… 99
blast wind …………………………………… 99

付録

BLI ·· 20, 101
brisance ·· 99

● C
CareFlight Triage ································ 48
CESIRA Protocol ································ 50
Convergence volunteerism ···················· 30
CSCATTT ·· 24
CSM ··· 20, 72

● D
Digital Intubation ································ 76
DISASTER ·· 24
Disaster relocation ············ 18, 88, 129, 130
DMAT (disaster medical assistance team)
 ··· 18, 75, 148
DMAT 連携隊 ······························· 19, 153

● E
Expectant ····································· 45, 53

● F
far forward medicine ·························· 142

● G
Golden day ··· 71

● H
HEICS ·· 36
Homebush Triage Standard ··················· 49

● I
Improvisation ······················ 19, 89, 90, 158
improvised medicine ······················· 85, 86
ISS (injury severity score) ············· 21, 64

● J
JumpSTART ·· 55
JVMAT ·· 80

● L
load & go ··· 77

● M
MAP ·· 87
MASS Triage ······································ 50
MDR (medical disaster response) 企画 ···· 53, 154
Medical surge ······························· 19, 140
METHANE ····························· 42, 43, 145
military triage ····································· 15
Millitary/NATO Triage ························ 50
MUR ·· 21, 105

● N
NATO のトリアージ ······························ 45
NBC 災害用トリアージ・タグ ················ 63
NBC トリアージ ··································· 63
NEXUS (national emergency X-ray utilization study) ··· 85
NIMS ··· 36

● O
ONSD (optic nerve sheath diameter) ······· 21, 89

● P
Paediatric Triage Tape (PTT) ··············· 55
PHICS ··· 36
PICE (potential injury-creating event) システム
 ·· 33
PICE 運用のフロー図 ···························· 34
PICE ステージ ······························ 19, 149
positive phase impact ··························· 99
PPE ································· 21, 32, 33, 123
PPR ·· 21, 105
PPTT ·· 21, 105
PS ··· 21, 84
Psy-START ································ 55, 56
PTHR ·· 21, 105
PTSD ································ 21, 134, 135
PTSD の診断基準 ······························ 136

● R
RTS (revised trauma score) ········· 21, 53, 157

● S

Sacco Triage Method（STM） ……………… 49
SALTsystem ……………………………………… 52
SAVE（secondary assessment of victim endpoint）
　……………………………………………………… 52
Scoop-and-run ………………………………… 73
SEMS ……………………………………………… 36
shattering effect ……………………………… 99
shock wave ……………………………………… 99
START …………………………………………… 46
START/START Plus ………………………… 48
START 変法 …………………………………… 46
START 法の原法 ……………………………… 46

● T

stay & stabilize ………………………………… 77
Surge capability …………………………… 19, 140
Surge capacity ……………… 19, 80, 121, 130, 140
Surge capacity の 4S ………………………… 140

TAF3X …………………………………………… 87
Triage Sieve …………………………………… 48
Triage Sort ……………………………………… 53
TTHR ……………………………………… 21, 105

● U

US & R（Urban Search & Rescue）……… 21, 71

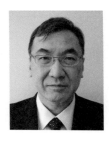

《著者紹介》

佐々木　勝（SASAKI MASARU）

東京都立広尾病院・院長
【専門】　救急医学，災害医学
【資格】　日本救急医学会　専門医・指導医，日本外傷学会　専門医，日本脳神経外科学会
　　　　専門医，ICD，産業医
【おもな著書】3訂 救急隊員のための救急活動Q&A，東京法令出版，2004
　　　　　　医療従事者のための 災害対応アプローチガイド，新興医学出版社，2010
　　　　　　さくさくトリアージ 救急外来『ポケットマニュアル』，東京法令出版，2010
　　　　　　病院のBCP 災害時の医療継続のために，新興医学出版社，2014

© 2015　　　　　　　　　　　　　　　　　　　第1版発行　2015年3月3日

【改訂版】
医療従事者のための
災害対応アプローチガイド　　　　（定価はカバーに表示してあります）

検印省略	著者　　佐々木　　勝
	発行者　　林　　峰子
	発行所　　株式会社 新興医学出版社
	〒113-0033　東京都文京区本郷6丁目26番8号
	電話　03（3816）2853　FAX　03（3816）2895

印刷　株式会社 藤美社　　ISBN978-4-88002-756-2　　郵便振替　00120-8-191625

・本書の複製権・上映権・譲渡権・公衆送信権（送信可能化権を含む）は株式会社新興医学出版社が保有します。
・本書を無断で複製する行為，（コピー，スキャン，デジタルデータ化など）は，著作権法上での限られた例外（「私的使用のための複製」など）を除き禁じられています．研究活動，診療を含み業務上使用する目的で上記の行為を行うことは大学，病院，企業などにおける内部的な利用であっても，私的使用には該当せず，違法です．また，私的使用のためであっても，代行業者等の第三者に依頼して上記の行為を行うことは違法となります．
・JCOPY 〈（社）出版者著作権管理機構 委託出版物〉
　本書の無断複製は著作権法上での例外を除き禁じられています．複製される場合は，そのつど事前に（社）出版者著作権管理機構（電話 03-3513-6969、FAX 03-3513-6979、e-mail : info@jcopy.or.jp）の許諾を得てください．